杏林传习十三经

叶 磊 张庆凯 周鸿飞 点校

伤寒论 注解伤寒论

·郑州·

河南科学技术出版社

图书在版编目（CIP）数据

伤寒论、注解伤寒论／叶磊，张庆凯，周鸿飞点校 . —郑州：
河南科学技术出版社，2017.4（2021.7 重印）
（杏林传习十三经）
ISBN 978-7-5349-8556-0

Ⅰ.①伤… Ⅱ.①叶… ②张… ③周… Ⅲ.①《伤寒论》
②《伤寒论》-注释 Ⅳ.①R222.2

中国版本图书馆 CIP 数据核字（2017）第 018167 号

出版发行：河南科学技术出版社
　　　　　地址：郑州市郑东新区祥盛街 27 号　　　　邮编：450016
　　　　　电话：（0371）65788613　65788629
　　　　　网址：www.hnstp.cn
策划编辑：邓　为
责任编辑：邓　为　曹雅坤
责任校对：柯　姣
封面设计：中文天地
责任印制：朱　飞
印　　刷：三河市明华印务有限公司
经　　销：北京集文天下文化发展有限公司
幅面尺寸：170 mm×240 mm　　　印张：15.25　　　字数：215 千字
版　　次：2017 年 4 月第 1 版　　　2021 年 7 月第 2 次印刷
定　　价：59.80 元

大 道 甚 夷

——杏林传习十三经·序

进入 21 世纪以来的十多年时间里，中医中药成为持续热门话题之一。没有其他任何一个专业性极强的学术领域，能像中医中药这样吸引普罗大众的热切关注，其中以下几个映像片段，尤其让人记忆深刻。

其一，刘力红，《思考中医》。一部副标题为"伤寒论导论"的学术著作，意外地卖成了畅销书，引爆了国人的潜在热情，以"××中医"为题名的图书出版市场一时风起。关注中医由此成为大众潮流，不少青年才俊由于《思考中医》的因缘而入岐黄之门。

其二，张功耀，"告别中医中药"。千人诺诺的舆论氛围里，突现一人谔谔，自然地就成了焦点事件。这一场兆启于互联网新媒体的"中医存废之争"，虽然学术内涵无多，更像是一场口水战，但影响所及，甚为可观，终以国家行政权力干预而收场。

其三，张悟本，中医养生乱象。对于普通民众来说，热切关心自身健康的表象背后，是对医疗消费沉重负担的隐忧，由此形成一个追求"简、便、廉、验"保健养生之道的巨大诉求空间，于是绿豆、茄子、泥鳅、拍打、拉筋、刮痧等纷然亮相，大都假以中医之名。

其四，屠呦呦，诺贝尔奖。四十多年前的一项重大科研成果，终于获得国际学术大奖，一慰国人多年的"诺贝尔情结"。受一部中医古籍文献的启示，才有此项科研成果的关键性技术突破，由此更加强化了"中国医药学是一个伟大的宝库"的著名论断。《中华人民共和国中医药法》立法程序进展顺利，中医中药发展契机甚好。

身处这样的社会人文气交之中，对于中医中药学术发展，中医学人自有切身感触与深入思考。现代著名中医教育家任应秋先生名言："乏人乏术难后继，中医中药总先忧。传承未解穷薪火，侈口创新缘木求。"自从西学东渐，中医学术遭遇生存危机，近一百多年来，如何传承中医学术，始终是萦绕不去、无可回避的大问题。就像一种沉疴痼疾，迄今没有理想的诊疗之道；然而，保一分胃气，便留得一分生机。《山东中医学院学报》自1980年第3期起开辟专栏"名老中医之路"，曾经陆续发表97名当时全国著名中医学者和名老中医的回忆文章，着重介绍他们走过的治学道路和积累有年的治学经验。从中可见一个学术共识：深入学习中医经典，才能打下良好的学术根基。

近现代大凡取得一定学术成就，拥有较高临床造诣的名老中医，无不强调经典古籍的重要性。如李克绍先生说："中医学的根柢是什么呢？就是《内经》《难经》《本草经》《伤寒论》《金匮要略》等。这些经典著作，对于生理、病理、药理、诊断、治则等，都有重要的指导意义，不掌握这些，就会像无源之水、无根之木，要把中医学得根深蒂固，是不可能的。"中医现代教育模式实施已近百年，与之配套的新编教材体系渐趋丰富。然而，莘莘学子被新编教材引入中医门墙之后，欲求熟练掌握中医基础理论，并在临床工作中游刃有余，能在中医学术研究方面有所造诣，则仍须深入研读经典古籍。

所谓经典，是指具有权威性的、历来被尊奉为典范的学术著作。自汉武帝采纳董仲舒建言"独尊儒术"之后，儒家文化一直在中国文化史上居于主导地位，其核心典籍由最初的"五经"（《易》《书》《诗》《礼》《春秋》)，逐渐发展衍化，至南宋时定型为"十三经"（《易》《书》《诗》，《周礼》《仪礼》《礼记》，《左传》《公羊传》《谷梁传》，《尔雅》《孝经》《论语》《孟子》)，由此构成儒家问学必读经典，为儒家文化最为核心的学术构架基础。

相较之下，中医学术体系中亦有类似"十三经"的经典著作，在中医学术界，其地位之尊崇，影响之深广，是其他医学典籍所无法比拟的。

唐代太医署教学及考试基本书目为《明堂》《素问》《黄帝针经》《本草》《甲乙经》《脉经》。这些科目基本囊括了中医学的基础理论、药物学、针灸学及脉学方面的知识。宋代在以上科考书目基础上，将《伤寒论》列为方脉科必学书目，因其深远影响所及，形成了中医学术研究的基本书目。清代吴鞠通明确主张："儒书有经子史集，医书亦有经子史集。《灵枢》《素问》《神农本经》《难经》《伤寒论》《金匮玉函经》，为医门之经；而诸家注论、治验、类案、本草、方书等，则医之子史集也。"（《温病条辨·卷四·杂说》"医书亦有经子史集论"）

1960 年人民卫生出版社出版"中医学院试用教材"系列图书时，明确提出"本教材取材于四部古典医籍——《黄帝内经》《神农本草经》《伤寒论》《金匮要略》和历代名著的基本内容"，可算是当时中医教育界的共识。另有一说，将《黄帝内经》《难经》《伤寒杂病论》《温病条辨》列为"四大经典"，其要点在于将明清时期渐兴的温病学说纳入了经典考评体系。

任应秋先生认为，虽然祖国医学丰富多彩，文献记载气象万千，"但它总有一个系统，这个系统就是《灵枢》《素问》《伤寒》《金匮》等几部经典，把这几部经典弄通了，在祖国医学领域中，确是放之四海而皆准的"。任应秋先生并曾于 1963—1966 年间，身体力行类分整理 10 部经典著作，包括《素问》《灵枢》《神农本草经》《难经》《伤寒论》《金匮要略方论》《脉经》《中藏经》《甲乙经》《太素》。在此工作基础上，2001 年 5 月学苑出版社正式出版"十部医经类编"，所收书目列《诸病源候论》，未收《太素》。根据 1982 年国家卫生部制定的《中医古籍整理出版规划》，人民卫生出版社曾组织全国中医专家学者进行中医古籍整理工作，并陆续出版"中医古籍整理丛书"140 余种，其中作为重点研究整理对象的，即任应秋先生所主张的 10 部经典著作，加上《诸病源候论》，共计 11 部。

权衡古今先贤以上各种观点，详细考察历代中医学人成才之路，综其学术大要，分析中医学术体系架构组成，切合中医研究及临床实践的指导价值，将那些构成中医学术根基、欲窥中医学术门墙而必读不可的经典著作，从浩瀚的中医学术文献典籍中遴选出来，作为了解中医、学习中医、实践中医、传承中医的奠基之作。仿儒学"十三经"之例，鄙人以为可将《黄帝内经素问》《灵枢经》《黄帝八十一难经》《华佗中藏经》《脉经》《针灸甲乙经》《伤寒论》《金匮要略方论》《温病条辨》《神农本草经》《本草从新》《医方集解》《古今医案按》等 13 部著作，列为中医学术理论体系的核心经典，金拟名曰"杏林传习十三经"。

1. 《黄帝内经素问》

《素问》，成书于春秋战国时期，原书分 9 卷，后经唐·王冰订补，改编为 24 卷，计 81 篇，定名为《黄帝内经素问》，论述摄生、脏腑、经络、病因、病机、治则、药物以及养生防病等各方面，强调人体内外统一的整体观念，为现存最早、最重要的一部医学著作，是中医学理论体系的奠基之作。

2. 《灵枢经》

《灵枢经》，原书分 9 卷，计 81 篇，经南宋·史崧改编为 24 卷，论述了脏腑、经络、病因、病机、病证、诊法等内容，重点阐述了经络腧穴、针具、刺法及治疗原则等，为中医经络学、针灸学及其临床实践的理论渊源。

《灵枢经》与《素问》合称《黄帝内经》，历代名医，未有不遵《内经》经旨，不精研《内经》者。

3. 《黄帝八十一难经》（附：《难经本义》）

《黄帝八十一难经》，以问答解释疑难的形式编撰而成，共讨论了81个问题，包括脉诊、脏腑、阴阳、五行、病能、营卫、腧穴、针灸，以及三焦、命门、奇经八脉等，在阐发中医学基本理论方面占有重要的地位。

《难经本义》，元·滑寿撰，2卷，刊于公元1366年。本书参考元代之前《难经》注本及有关医籍而诠注，对其中部分内容予以考订辩论，博采诸家之长，结合个人见解予以发挥，被誉为注解《难经》的范本，故附于此。

4. 《华佗中藏经》

《中藏经》，旧署华佗所作，具体成书年代不详。全书前半部属基础理论范畴，其学说禀承《内经》天人相应、以阴阳为纲的思想，发展了阴阳学说，较早地将脏腑学说的理论系统化，提出了以形色脉证相结合、以脉证为中心分述五脏六腑寒热虚实的辨证方法。后半部为临床证治内容，以内科杂病为主，包括阴厥、劳伤、中风偏枯、脚弱、水肿、痹证、痞证、症瘕积聚等内容，兼论外科疗疮、痈疽等病证，所列诸方大多配伍严密，方论亦有精义，为后世临床医家所珍视。

5. 《脉经》

《脉经》，西晋·王叔和撰于公元3世纪，共分10卷，计98篇。本书是中国现存最早的脉学专著，集汉以前脉学之大成，取《内经》《难经》以及张仲景、华佗等有关论述分门别类，在阐明脉理的基础上联系临床实际。本书首次将脉象归纳为浮、芤、洪、滑、数、促、弦、紧、沉、伏、革、实、微、涩、细、软、弱、虚、散、缓、迟、结、代、动等24种，并对每种脉象均做了具体描述。后世的脉学著作，可以说都是在《脉经》基础上的发展。

6. 《针灸甲乙经》

《针灸甲乙经》，晋·皇甫谧编撰于魏甘露四年（公元259年），共10卷，南北朝时期改为12卷本，计128篇。本书集《素问》《灵枢经》与《明堂孔穴针灸治要》三书中之有关针灸学内容等分类合编而成，对人体生理、病理，经脉循行，腧穴总数、部位、取穴，针法、适应证、禁忌证等，都进行了系统的论述，为中国现存最早的一部针灸学专著，为历代医学家、针灸学家所重视。

7.《伤寒论》（附：《注解伤寒论》）

东汉·张仲景于公元 3 世纪初撰著《伤寒杂病论》，集汉代以前医学之大成，系统地阐述了多种外感疾病及杂病的辨证论治，理法方药俱全，在中医发展史上具有划时代的意义和承前启后的作用。原书在流传过程中历经波折，逐渐形成《伤寒论》与《金匮要略方论》两部书。

《伤寒论》突出成就之一是确立了六经辨证体系，为诊治外感疾病提出了辨证纲领和治疗方法，也为中医临床各科提供了辨证论治的规范，从而奠定了辨证论治的基础；记载 113 方，精于选药，讲究配伍，主治明确，切合临床实际，千年来反复应用，屡试有效，被后世誉为"众方之祖"。

《注解伤寒论》，金·成无己注，10 卷，书成于公元 1144 年，是现存最早的《伤寒论》全注本。全书贯以《内经》之旨，注解比较详明，能够阐析仲景辨证论治之理、立法处方之趣，对后世伤寒学派产生了巨大影响。

8.《金匮要略方论》（附：《金匮要略心典》）

《伤寒杂病论》古传本之一名《金匮玉函要略方》，被北宋翰林学士王洙发现于翰林院书库，书简共 3 卷，上卷辨伤寒，中卷则论杂病，下卷记载药方。后北宋校正医书局林亿等人重予编校，取其中以杂病为主的内容，仍厘订为 3 卷，改名《金匮要略方论》，习称《金匮要略》。

《金匮要略方论》，全书共 25 篇，方剂 262 首，列举病证六十余种，以内科杂病为主，兼有部分外科、妇产科等病证，是中国现存最早的一部诊治杂病的专著。古今医家对此书推崇备至，称之为"方书之祖"

《金匮要略心典》，清·尤怡著，3 卷，成书于公元 1729 年。本书是尤氏集十年寒暑的心得之作，文笔简练，注释明晰，条理贯通，据理确凿，对仲景遣方用药，给予精当贴切的解释。由于《金匮要略心典》一书能够较好地阐发仲景奥义，而成为注本中的范本，后来学者阐发《金匮要略》多宗此书。

9.《温病条辨》（附：《温热论》《湿热病篇》《外感温病篇》）

《温病条辨》，清·吴瑭撰，嘉庆三年（公元 1798 年）完成，6 卷，全书以三焦辨证为主干，释解温病全过程辨治，同时参以仲景六经辨证、刘河间温热病机、叶天士卫气营血辨证及吴又可温疫论等诸说，析理至微，病机甚明，而治之有方。本书在清代众多温病学家成就的基础上，建立了温病学说体系，创立了三焦辨证纲领，为清代温病学说标志性著作。

《温热论》，清·叶桂述，叶氏门人顾景文记录整理而成，1 卷，创立了温病卫气营血辨证体系，为温病学说的奠基之作。

《湿热病篇》是一部系统论述外感湿热病辨证治疗的专著，相传为清代著名医家薛雪所撰，全篇内容以湿温、暑湿等夏秋季节的常见病证为主，也包括了痢疾、夏日感冒、伤于寒湿等病证。

《外感温病篇》相传为清代温病学家陈平伯所撰，书中所述对风温的治疗，紧扣病机，治在肺胃，清热生津是最基本治则，清热强调轻提外透，养阴以甘寒生津之品。风温传变迅速，要严密观察，及时投药，严防动风内陷之变。这一观点具有极高的临床实用价值。

后三部书皆短小精悍，字字珠玑，各有学术特色，是深入研究温病学术的重要参考，故附于此。

10. 《神农本草经》（附：《本草三家合注》）

《神农本草经》作为现存最早的中药学著作，于东汉时期集结整理成书，分 3 卷，载药 365 种，分上中下三品，文字简练古朴，将东汉之前零散的药学知识进行了系统总结，其中阐述的大部分中药学理论和配伍规则，以及提出的"七情和合"原则，是中医药药物学理论发展的源头。中国医学史上具有代表性的几部本草类著作，如《本草经集注》《新修本草》《证类本草》《本草纲目》等，都是基于《本草经》发展起来的。

《本草三家合注》，清·郭汝聪辑，6 卷，刊于公元 1803 年。本书系将张志聪《本草崇原》、叶桂《本草经辑要》及陈念祖《本草经读》三书注释予以合编，对深入学习研究《本草经》具有重要参考价值。

11. 《本草从新》

《本草从新》，清·吴仪洛撰，18 卷，刊于公元 1757 年。本书是在明末清初·汪昂所撰《本草备要》基础上重订而成，取其"卷帙不繁，而采辑甚广"之长，补其"杂采诸说，无所折衷，未免有承误之失"。全书载药 721 种，对药物真伪和同名药物性味、功用的不同，以及药物的修治等，都一一述及。本书分类仿《本草纲目》，较为简明实用，在近代本草学著作中流传较广，有很高的学习和临床参考价值。

12. 《医方集解》

《医方集解》，明末清初·汪昂撰，刊行于公元 1682 年，共 3 卷。本书搜集切合实用方剂 800 余首，分列 21 门，以《黄帝内经》理论学说为指导，以仲景学说为基础，衷合数十医家硕论名言，对所采集方剂予以诠释，每方论述包括适应证、药物组成、方义、服法及加减等，是一部影响深远的方剂专著。

13.《古今医案按》

《古今医案按》，清·俞震著，成书于公元1778年，共10卷。本书按证列目，选辑历代名医医案，上至仓公，下至叶天士，共60余家，1060余案，通过按语分析各家医案，对各家的学术思想择善而从；并结合自己的临床经验，析疑解惑，明确指出辨证与施治的关键所在，为研究前人医案难得佳著。章太炎先生曾说："中医之成绩，医案最著。欲求前人之经验心得，医案最有线索可寻。循此专研，事半功倍。"欲由中医理论学习而入临床实践，本书可为首选。

综上，"杏林传习十三经"丛书体量不大，而"理、法、方、药、针、案"齐备，且具有内在的学术逻辑关联性，而不是简单的图书拼盘，较为完整地涵盖了中医学术体系的核心内容。诸多中医前辈主张：经典学习，宜先读白文本，然后参阅各家注释，以免被各自一家之说纷扰而无所适从。无论中医从业者，还是中医爱好者；无论初涉杏林者，还是沉潜已久者；无论关注理论研讨，还是注重临床实用；无论深入学术研究，还是一时文化涉猎，都能从中获益良多。至于注释参阅之用，市面上多有各种注本，方便易得，尤其是电子文献检索极为快捷。至于深文大义，对于一部经典著作而言，可以是仁者见仁，智者见智，不宜以某家臆见为框囿。

中医学术现状，异彩纷呈，各有主张。现代中医学院教育体制，能够提供一种基础性学术训练，作为中医学术健康发展与有效沟通交流的基本共识，不可或缺。其不尽如人意处，近十多年来颇受诟病。尤其是在强调民间中医特长、传统师承优势的时候，学院教育就成了众矢之的。然而，取消学院教育，行吗？子曰："夷狄之有君，不若诸夏之亡也。"（《论语·八佾》）

想要主张一种学说，必要立起一面旗帜，为了吸引他人注意，就免不了言辞偏激。若是认定这些偏激言辞，则必然形成一种"刻板印象"，诸如"李东垣——补土"，"张从正——攻邪"，"朱丹溪——滋阴降火"，"吉益东洞——万病一毒"，"郑钦安——火神派——附子"，类似这种简化版的旗帜标榜，果然是其学术主张的本来面目吗？诚如清·郭云台所言："若夫医为司命，一己之得失工拙，而千百人之安危死生系之，是故病万变，药亦万变，活法非可言传，至当惟存恰好。倘惟沾沾焉执一人之说，守一家之学，传者偏而不举，习者复胶而不化，尚凉泻则虚寒者蒙祸，惯温补则实热者罹殃。"（《证治歌诀·序》）即便被尊崇为"火神派鼻祖"的郑钦安先生，也曾言辞无奈："人咸目余为'姜附先生'，……余非爱姜附，恶归地，功夫全在阴阳上打算耳！"

值得关注的是，近百年来，中医学术朝野颇有一种风气，对于中医自身理论阐述，显得有些底气不足，有意援引其他领域理论言辞以壮胆，或借现代科学，或借佛道性理。

借助现代科学，固然可以助力我国科技进步，如屠呦呦关于青蒿素的研究，毕竟现代科技已经深入各个角落、各个层面；若是意在借现代科学来支撑中医学术自信，则这般短暂而脆弱的学术自信，终究不能为中医学术进步提供坚实基础。

若是借助佛道性理，以图引领中医学术发展，这一条路决然行不通，或者引向虚玄空谈，并非中医学术发展的吉兆。毕竟这是一门应用技艺，宏观上关乎国计民生，微观上兼及实用、义理两端。正是由于中医具有的许多切于实用的理论和技术，才得以代代相传，绵延不绝；在义理受到本质性冲击与质疑时，借助其广泛的实用性，中医才能坚守自己的生存空间。

举例而言，受鉴真大和尚的深远影响，日本社会文化，尤其是主流精英阶层，受佛教思想浸染近千年。当然，医学也曾沉浸其中，直至18世纪初期，"时医皆剃发，着僧衣，拜僧官"；援引佛理以阐述医理，也曾是真实存在的历史事实。然而，"古方派"草创者之一后藤艮山"深非之，首植发"，影响所及，"门人及世医多幕达风，渐向正俗"（浅田宗伯著《皇国名医传》）。医学逐渐摈弃了玄言空论，转以临床实证为主流。

老子曰："大道甚夷，而人好径。"（《道德经·第五十三章》）中医学术理论体系，有其自身的学术理路，有其自洽的发展动机。解决学术传承问题，正如前文所述，经典学习是最基础性的入门路径，而临床实证是学术理论发展的不竭源泉。根基在此，坦途在此，何必他求？

行文已尽，窗外瑞雪飘飞，天地间苍茫一片，时值大寒交节第三天。再过十二天，节交立春，万物复苏。中医学术，亦如这般，阴阳更替，生生不息。

周鸿飞

2016年1月22日，于郑州市第一人民医院

任应秋：如何学习《伤寒论》

《伤寒论》是中医学习辨证施治较有系统的书，是后汉·张仲景的杰出著作。学习中医，必须要读《伤寒论》的重要意义，已经为大家所熟知了。但是究竟如何阅读才好？我想从以下几方面谈一下，仅供初学《伤寒论》者的参考吧。

一、选本

一般读《伤寒论》的，往往都是读注本的多，很少有从《伤寒论》白文本着手。其实这是研究《伤寒论》的关键问题，不应该忽略。因为白文本是仲景《伤寒论》的基本面貌，各家注本于《伤寒论》的本来面目，或多或少都有所改变了。当然，所谓白文本，亦只是指北宋林亿等的校刊本而言。除了林校本而外，我们不可能再看到更接近仲景原论的白文本了。北宋刊本，亦为稀世之珍，国内还没有访到是否有这个本子的存在。其次是明代赵开美的翻刻宋本，据《经籍访古志补遗》说："此本为《仲景全书》中所收，曰'翻刻宋板'，其字面端正，颇存宋板体貌，盖《伤寒论》莫善于此本。"可惜这个刻本，亦流传甚少，不易购得。

无已，下列几个本子，还不失为《伤寒论》白文本的善本。第一是民国元年武昌医馆刊本，其次是民国十二年恽铁樵托商务印书馆的影印本，又其次是民国二十年上海中华书局的影印本。这三个本子都是据赵氏翻刻本而校刊或影印的，在古旧书店时或可以买到。1955 年重庆人民出版社发行的《新辑宋本伤寒论》，也是据赵刻本排印的，1959 年又增附索引发行，仍不失为较好的白文本，只是删节去原本的辨脉法、平脉法、伤寒例、辨痉湿暍病脉证、辨不可发汗病脉证并治、辨可发汗病脉证并治、辨发汗后病脉证并治、辨不可吐、辨可吐、辨不可下病脉证并治、辨可下病脉证并治、辨发汗吐下后病脉证并治等十二篇，以及三阴三阳各篇篇首所列诸法条文，可以称作《伤寒论》的白文节本。

二、选注

注《伤寒论》的，从宋至今，不下四百余家，要想尽读这些注本，既不可能，亦没有这个必要。但是较好的注本，不仅可以帮助对《伤寒论》的理解，还足以启发我们的思路。因此，在阅读了白文之后，选几家较好的注本来看，这是非常必要的。兹选列数家如下，以供参考。

1.《注解伤寒论》宋·聊摄成无己注

书凡十卷，这是通注《伤寒论》的第一部书。汪琥说："成无己注解《伤寒论》，犹王太仆之注《内经》，所难者惟创始耳。"的确，没有蓝本可凭，而要注释这样一部经典著作，是不太容易的事。成氏注的唯一特点，基本是以《内经》为主要依据。仲景在自序里曾说"撰用《素问》《九卷》"，而一般人也说仲景《伤寒论》是在《内经》的基础上发展起来的，读了成氏注，更可以说明这一点。

如《伤寒论》说："凡用栀子汤，病人旧微溏者，不可与服之。"成注以《素问·标本病传论》作解云："病人旧微溏者，里虚而寒在下也，虽烦，则非蕴热，故不可与栀子汤。"《内经》曰："先泄而后生他病者，治其本，必且调之，乃治其他病。"这条确是治病的标本先后问题，旧微溏里虚证是本病，栀子豉汤证是标病、新病。里虚者，只能先温其里，这既是《内经》治病求本的精神，亦是仲景最为丰富的经验。又如《伤寒论》说："脉浮紧者，法当身疼痛，宜以汗解之，假令尺中迟者，不可发汗，何以知之然？以荣气不足，血少故也。"成注云："《针经》曰'夺血者无汗'，尺脉迟者，为荣血不足，故不可发汗。"凡此都可以说明仲景运用《内经》理论于临床，是非常纯熟的。

尽管在《伤寒论》的文字中，很难看到仲景引用《内经》的成语，一经成氏注释，则知仲景立法，往往以《内经》为依据。足见仲景所说撰用《素问》《九卷》，完全是有来历的。因此可以说，如果善读成氏注，实足以启发我们更好地运用《内经》理论于临床。成氏于晚年还著有《伤寒明理论》四卷，反复分析发热恶寒等五十个症状的性质，亦大足以启迪我们临床辨证的思考方法，值得一读。

2.《尚论篇》清·西昌喻嘉言著

书凡四卷，本名《尚论张仲景伤寒论重编三百九十七法》。喻氏书是以明代方有执的《伤寒论条辨》为依据而著的，其立论要点有三：首先驳正王叔和叙例，认为多属不经之语；其次是从仲景三百九十七法中循其大纲细目，分别厘订；再次是指出《伤寒论》以冬月伤寒为大纲，六经中又以太阳一经为大纲，太阳经中又以风伤卫、寒伤荣、风寒两伤荣卫为大纲。

因而他把《伤寒论》原文重新做了如下的调整：凡风伤卫证列于太阳上篇，寒伤荣证列于太阳中篇，风寒两伤荣卫证列于太阳下篇。太阳阳明证列于阳明上篇，正阳明证列于阳明中篇，少阳阳明证列于阳明下篇。合病、并病、坏病，悉附入少阳篇。据腹之或满或痛而当下当温者，列于太阴篇。凡本经宜温之证列于少阴前篇，凡少阴经传经热邪正治之法列于少阴后篇。凡肝肾厥热进退诸法列于厥阴篇，并以过经不解、差后劳复、阴阳易诸病悉附入之。

总之，喻氏是持错简方法治《伤寒论》的中心人物，前继方有执，后启张璐、黄元御、吴仪洛、周禹载、程郊倩、章虚谷诸家。把《尚论篇》阅读了，诸家之说，便可一以贯之。

3.《伤寒论集注》清·钱塘张志聪著

书凡六卷，是他晚年的定本，未曾完稿，便即死去，后来是由高士宗给他完成的。张志聪认为王叔和叙例自称热病，证候既非，条例又非，大纲与本论且相矛盾，便削去了叔和叙例。他又以成无己阐发风伤卫、寒伤荣之说，而以脉缓、脉紧、恶风、恶寒、有汗、无汗等，分列桂枝、麻黄两大证，与风寒两感、荣卫俱伤的大青龙证鼎足而三诸说，为始差毫厘，终失千里，反足以蒙蔽仲景之学，不足为训。

他尤其认为六经编次，自有条理贯通，不容妄为诠次。这一点和喻嘉言一派持错简论完全相反，他把六经诸篇三百九十八条，按照原本次序分作一百章，自为起迄，各具精义。他认为决不能把《伤寒论》当作断简残篇，遽然予以条例节割，应该是拈其总纲，明其大旨，从汇节分章，使其理明义尽而后已。

至其治《伤寒论》主要思想，期在阐明人体"经气"的变化。他认为，三阴三阳、六经六气，在天地之间有，在人身之中亦有。无病则六气运行，上合于天，外感风寒，便以邪伤正，始则气与气相感，继则从气而入经。懂得"经气"的道理，从而读《伤寒论》，便能因证而识正气之出入，因治而知经脉之循行。

他的这个主张，又经张锡驹继续发挥，陈修园不断宣扬，于是他便成为维护伤寒旧论一派的中坚人物，并且对后学的影响很大。

4. 《伤寒来苏集》清·慈溪柯韵伯著

书凡八卷,包括《伤寒论注》四卷、《伤寒论翼》二卷、《伤寒论附翼》二卷。他认为《伤寒论》经王叔和编次后,仲景原篇不可复见,章次虽或混淆,距离仲景面貌还不甚远。而方有执、喻嘉言等重为更订,只是于仲景愈离愈远。唯《伤寒论》里既有太阳证、桂枝证、柴胡证等说法,必然它是以辨证为主的,要想把《伤寒论》的理论更好地运用于临床,最实际的就是其中辨证的方法。因此,他主张不必孜孜于传仲景旧论的编次,更重要的是传仲景辨证的心法。

例如太阳篇,他分列了桂枝汤、麻黄汤、葛根汤、大青龙汤、五苓散、十枣汤、陷胸汤、泻心汤、抵当汤、火逆、痉湿暑等十一证类,桂枝汤里汇列有关的凭脉辨证十六条,桂枝坏证十八条,桂枝疑似证一条,有关桂枝证的十八方,如桂枝二麻黄一、桂枝加附子等汤统列于此。麻黄汤证里汇列有关麻黄汤脉证的十四条,麻黄汤柴胡汤相关脉证一条,汗后虚证八条,麻黄汤变证四条,有关麻黄汤证五方,如麻黄汤、麻杏甘石汤等统列于此。其他诸证,亦无不按此类分条列。这就是柯氏以证为主,汇集六经诸论,各以类从的方法。他这样分篇汇论,挈纲详目,证因类聚,方即附之,对于临证来说,是比较适用的。

同时他在《伤寒论翼》里将全篇大法、六经病解、六经正义,以及合病、并病、风寒、温暑、痉湿等问题,都做了系统的分析,足以启发学思不少。章炳麟谓柯韵伯能识《伤寒论》大体,就是指这几篇议论而说的。后来徐大椿著《伤寒论类方》,也是以方类证。不过他和柯韵伯的不同点是:韵伯分经类证,以方名证;徐大椿则以方分证,方不分经。这两种方法,在临证时都有现实意义。

5. 《伤寒贯珠集》清·长洲尤在泾著

书凡八卷。全书各篇分立正治法、权变法、斡旋法、救逆法、类病法、明辨法、杂治法等,为其组编的骨干。如太阳篇分作太阳正治法、太阳权变法、太阳斡旋法、太阳救逆法、太阳类病法五章。其他阳明、少阳、三阴诸篇亦无不如此辨治立法分条。

如治伤寒者,审其脉之或缓或紧,辨其证之有汗、无汗,从而用桂枝、麻黄等法汗以解之,这是正治法。顾人体有虚实之殊,脏腑有阴阳之异,是虽同为伤寒之候,不得径用麻桂法,必须考虑到小建中、炙甘草、大小青龙等汤,这是权变法。治疗中常常发生过与不及的流弊,或汗出不澈，或汗多亡阳，因而又有更发汗以及温经等法，这是斡旋法。不幸而误治，或当汗而反下，或既下而复汗，致成结胸、协热下利等证，于是乎有大小陷胸、诸泻心汤等方法，是为救逆法。太阳受邪，绝非一种，如风湿、温病，风温、中暍等，形与伤寒相似，治则不能雷同，而有麻黄、白术、瓜蒂、人参、白虎等方治，这是类病法。说明尤氏是通过临床实践，从伤寒条文中体会出仲景的种种立法的，使人便于掌握，实有惠于后学不少。

三、阅读方法

《伤寒论》是理论密切联系实践，将辨证施治的方法，贯穿在理法方药之中的最有系统、最有条理的书，因而它是学习祖国医学的必读书籍。我这里所谓读，必须是读得烂熟。最低限度要能背诵六经条文，在读的时候，最好用白文本，不要用注本。例如谈到桂枝汤证，便能把前后有关桂枝汤证的条文都能列举出来；谈到麻黄汤证，便把有关麻黄汤证的条文都能列举出来，这才基本叫作熟读了。

熟读以后，才来细细地研读注本。前面所列举的几个注本，是最起码的。如研读成注有心得，能帮助我们把《内经》里许多理论与《伤寒论》联系起来，学习张仲景如何运用《内经》理论于临床。

于研读成注之后，再研读张注。读张注时，他的凡例、本义，最不要疏忽，因为从这里可以了解他的中心思想。最好是能按照他所分的一百章，扼要地写出提纲来，这样有助我们对《伤寒论》的全面分析。

读张注后，再读喻注。喻注是以三百九十七法和三纲分立说为基础的。姑无论我们同不同意他的分类方法，但三阴三阳、风寒营卫等是研究《伤寒论》的基本问题，我们可以取其经验，更好地来处理这些问题。

读喻注后，再读柯注。读柯注应先读他的《论翼》部分，因为这部分都是研究《伤寒论》的基本问题，尤其是"全论大法"、"六经正义"、"风寒辨惑"三篇，最关紧要。从这里识得大体以后，再阅读他的《论注》部分，不仅易于深入，对我们辨识伤寒方证的关系，很有好处。

读柯注后，再读尤注。尤注是研究《伤寒论》的立法为主的，领悟其阐述伤寒确立治法的所以然，足以启迪我们临证立法施治之机。

我之所以介绍这几个注家，并不是说他们可以概四百余注家之全，而是从成注以溯仲景的学术思想渊源，从张注以识《伤寒论》的立论大法，从喻注以辨阴病、阳病传变之奥，从柯注以察辨证立方之微，从尤注以判施治立法之所以。这几方面都下了一定的功夫，庶几可以比较全面地了解《伤寒论》的辨证论治的法则，对于指导临床实践也有一定帮助。

当然，各个注家之间，有许多不同看法甚至还有相互排斥、相互非议的地方，可以不必过于追究这些问题，而是取其各家之长，弃其各家之短。取长弃短的唯一标准，亦以能通过临证实践为指归。如成注"衄家不可发汗，汗出必额上陷脉急紧，直视不能眴，不得眠"条说："衄者，上焦亡血也，若发汗，则上焦津液枯竭，经络干涩，故额上陷脉急紧。诸脉者皆属于目，筋脉紧急，则牵引其目，故直视不能眴，眴，瞬，合目也。"而一般注家均解释为"额上陷，脉紧急"，这不仅是临证时所未曾见，而理亦难通。深藏内在的经脉，称为陷脉，《内经》固有此说也。成注栀子豉汤方说："酸苦涌泄为阴，苦以涌吐，寒以胜热，栀子豉汤相合，吐剂宜矣。"这里成氏虽依据《内经》为说，诸家亦不乏同意成氏之说者，但临证时用栀子豉汤，从未发生涌吐。前者成氏之说，和者无多，但理足事明，我们取之；后者成氏之说，虽注家多有和者，但非临证事实，我们弃之，从不阿其所好。

目录

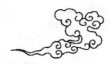

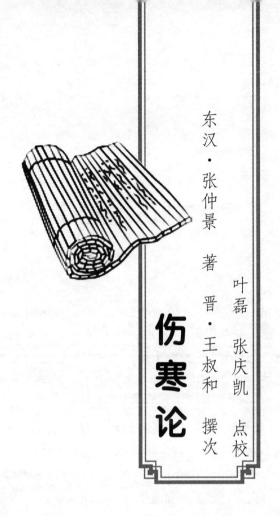

东汉·张仲景 著 晋·王叔和 撰次

叶磊 张庆凯 点校

伤寒论

本书为河南省教育厅 2015 年度人文社会科学研究规划项目"利用电子书视听技术丰富中医古籍整理与使用模式的研究"（项目编号：2015 - GH - 408）课题成果之一

宋刻伤寒论序

　　夫《伤寒论》，盖祖述大圣人之意，诸家莫其伦拟。故晋·皇甫谧序《甲乙针经》云：伊尹以元圣之才，撰用《神农本草》，以为《汤液》；汉·张仲景论广《汤液》，为数十卷，用之多验；近世太医令王叔和，撰次仲景遗论甚精，皆可施用。是仲景本伊尹之法，伊尹本神农之经，得不谓祖述大圣人之意乎？

　　张仲景，《汉书》无传，见《名医录》云：南阳人，名机，仲景乃其字也。举孝廉，官至长沙太守。始受术于同郡张伯祖。时人言：识用精微，过其师。所著论，其言精而奥，其法简而详，非浅闻寡见者所能及。自仲景于今八百余年，惟王叔和能学之。其间如葛洪、陶弘景、胡洽、徐之才、孙思邈辈，非不才也，但各自名家，而不能修明之。

　　开宝中，节度使高继冲曾编录进上，其文理舛错，未尝考正。历代虽藏之书府，亦阙于雠校。是使治病之流，举天下无或知者。国家诏儒臣校正医书，臣奇续被其选，以为百病之急，无急于伤寒。今先校定张仲景《伤寒论》十卷，总二十二篇，证外合三百九十七法，除重复，定有一百一十二方，今请颁行。

太子右赞善大夫臣高保衡
尚书屯田员外郎臣孙奇
尚书司封郎中秘阁校理臣林亿等谨上

张仲景原序

论曰：余每览越人入虢之诊，望齐侯之色，未尝不慨然叹其才秀也。怪当今居世之士，曾不留神医药，精究方术，上以疗君亲之疾，下以救贫贱之厄，中以保身长全，以养其生；但竞逐荣势，企踵权豪，孜孜汲汲，惟名利是务，崇饰其末，忽弃其本，华其外而悴其内。皮之不存，毛将安附焉？卒然遭邪风之气，婴非常之疾，患及祸至，而方震慄，降志屈节，钦望巫祝，告穷归天，束手受败；赍百年之寿命，持至贵之重器，委付凡医，恣其所措。咄嗟呜呼！厥身已毙，神明消灭，变为异物，幽潜重泉，徒为啼泣。痛夫！举世昏迷，莫能觉悟，不惜其命，若是轻生，彼何荣势之云哉？而进不能爱人知人，退不能爱身知己，遇灾值祸，身居厄地，蒙蒙昧昧，蠢若游魂。哀乎！趋世之士，驰竞浮华，不固根本，忘躯徇物，危若冰谷，至于是也！

余宗族素多，向余二百，建安纪年以来，犹未十稔，其死亡者三分有二，伤寒十居其七。感往昔之沦丧，伤横夭之莫救，乃勤求古训，博采众方，撰用《素问》《九卷》《八十一难》《阴阳大论》《胎胪药录》，并平脉辨证，为《伤寒杂病论》合十六卷。虽未能尽愈诸病，庶可以见病知源。若能寻余所集，思过半矣。

夫天布五行，以运万类，人禀五常，以有五藏。经络府俞，阴阳会通，玄冥幽微，变化难极，自非才高识妙，岂能探其理致哉？上古有神农、黄帝、岐伯、伯高、雷公、少俞、少师、仲文，中世有长桑、扁鹊，汉有公乘阳庆及仓公，下此以往，未之闻也。观今之医，不念思求经旨以演其所知，各承家技，始终顺旧；省疾问病，务在口给；相对斯须，便处汤药；按寸不及尺，握手不及足，人迎趺阳，三部不参；动数发息，不满五十，短期未知决诊，九候曾无仿佛；明堂阙庭，尽不见察，所谓窥管而已。夫欲视死别生，实为难矣！

　　孔子云：生而知之者上，学则亚之，多闻博识，知之次也。余宿尚方术，请事斯语。

辨太阳病脉证并治上 （第1—30条，共30条）

（1）太阳之为病，脉浮，头项强痛而恶寒。

（2）太阳病，发热，汗出，恶风，脉缓者，名为中风。

（3）太阳病，或已发热，或未发热，必恶寒，体痛，呕逆，脉阴阳俱紧者，名为伤寒。

（4）伤寒一日，太阳受之，脉若静者，为不传；颇欲吐，若躁烦，脉数急者，为传也。

（5）伤寒二三日，阳明、少阳证不见者，为不传也。

（6）太阳病，发热而渴，不恶寒者，为温病。若发汗已，身灼热者，名风温。风温为病，脉阴阳俱浮，自汗出，身重，多眠睡，鼻息必鼾，语言难出。若被下者，小便不利，直视失溲。若被火者，微发黄色，剧则如惊痫，时瘛疭若火熏之。一逆尚引日，再逆促命期。

（7）病有发热恶寒者，发于阳也；无热恶寒者，发于阴也。发于阳，七日愈；发于阴，六日愈。以阳数七，阴数六故也。

（8）太阳病，头痛至七日以上自愈者，以行其经尽故也。若欲作再经者，针足阳明，使经不传则愈。

（9）太阳病欲解时，从巳至未上。

（10）风家，表解而不了了者，十二日愈。

（11）病人身大热，反欲得衣者，热在皮肤，寒在骨髓也；身大寒，反不欲近衣者，寒在皮肤，热在骨髓也。

（12）太阳中风，阳浮而阴弱，（阳浮者，热自发；阴弱者，汗自出）啬啬恶寒，淅淅恶风，翕翕发热，鼻鸣干呕者，桂枝汤主之。

桂枝汤方

桂枝（三两，去皮）　芍药（三两）　甘草（二两，炙）　生姜（三两，切）　大枣（十二枚，擘）

上五味，㕮咀三味，以水七升，微火煮取三升，去滓，适寒温，服一升。服已须臾，啜热稀粥一升余，以助药力，温覆令一时许，遍身漐漐微似有汗者益佳；不可令如水流漓，病必不除。若一服汗出病差，停后服，不必尽剂；若不汗，更服，依前法；又不汗，后服小促其间，半日许令三服尽。若病重者，一日一夜服，周时观之，服一剂尽，病证犹在者，更作服；若汗不出，乃服至二三剂。禁生冷、黏滑、肉面、五辛、酒酪、臭恶等物。

（13）太阳病，头痛，发热，汗出，恶风，桂枝汤主之。

（14）太阳病，项背强几几，反汗出恶风者，桂枝加葛根汤主之。

桂枝加葛根汤方

葛根（四两）　麻黄（三两，去节）　芍药（二两）　生姜（三两，切）甘草（二两，炙）　大枣（十二枚，擘）　桂枝（二两，去皮）

上七味，以水一斗，先煮麻黄、葛根，减二升，去上沫，内诸药，煮取三升，去滓，温服一升。覆取微似汗，不须啜粥，余如桂枝法将息及禁忌。

（15）太阳病，下之后，其气上冲者，可与桂枝汤，方用前法；若不上冲者，不得与之。

（16）太阳病三日，已发汗，若吐，若下，若温针，仍不解者，此为坏病，桂枝不中与之也。观其脉证，知犯何逆，随证治之。桂枝本为解肌，若其人脉浮紧，发热，汗不出者，不可与之也。常须识此，勿令误也。

（17）若酒客病，不可与桂枝汤，得之则呕，以酒客不喜甘故也。

（18）喘家，作桂枝汤，加厚朴、杏子佳。

（19）凡服桂枝汤吐者，其后必吐脓血也。

（20）太阳病，发汗，遂漏不止，其人恶风，小便难，四肢微急，难以屈伸者，桂枝加附子汤主之。

桂枝加附子汤方

桂枝（三两，去皮）　芍药（三两）　甘草（三两，炙）　生姜（三两，切）　大枣（十二枚，擘）　附子（一枚，炮，去皮，破八片）

上六味，以水七升，煮取三升，去滓，温服一升。本云桂枝汤，今加附子，将息如前法。

（21）太阳病，下之后，脉促胸满者，桂枝去芍药汤主之。

桂枝去芍药汤方

桂枝（三两，去皮）　甘草（二两，炙）　生姜（三两，切）　大枣（十二枚，擘）

上四味，以水七升，煮取三升，去滓，温服一升。本云桂枝汤，今去芍药，将息如前法。

（22）若微恶寒者，桂枝去芍药加附子汤主之。

桂枝去芍药加附子汤方

桂枝（三两，去皮）　甘草（二两，炙）　生姜（三两，切）　大枣（十二枚，擘）　附子（一枚，炮，去皮，破八片）

上五味，以水七升，煮取三升，去滓，温服一升。本云桂枝汤，今去芍药，加附子，将息如前法。

（23）太阳病，得之八九日，如疟状，发热恶寒，热多寒少，其人不呕，清便欲自可，一日二三度发。脉微缓者，为欲愈也；脉微而恶寒者，此阴阳俱虚，不可更发汗、更下、更吐也；面色反有热色者，未欲解也，以其不能得小汗出，身必痒，宜桂枝麻黄各半汤。

桂枝麻黄各半汤方

桂枝（一两十六铢，去皮）　芍药　生姜（切）　甘草（炙）　麻黄（各一两，去节）　大枣（四枚，擘）　杏仁（二十四枚，汤浸，去皮、尖及两仁者）

上七味，以水五升，先煮麻黄一二沸，去上沫，内诸药，煮取一升八合，去滓，温服六合。本云：桂枝汤三合、麻黄汤三合，并为六合，顿服，将息如上法。

（24）太阳病，初服桂枝汤，反烦不解者，先刺风池、风府，却与桂枝汤则愈。

（25）服桂枝汤，大汗出，脉洪大者，与桂枝汤如前法。若形似疟，一日再发者，汗出必解，宜桂枝二麻黄一汤。

桂枝二麻黄一汤方

桂枝（一两十七铢，去皮）　芍药（一两六铢）　麻黄（十六铢，去节）
生姜（一两六铢，切）　杏仁（十六个，去皮、尖）　甘草（一两二铢，炙）
大枣（五枚，擘）

上七味，以水五升，先煮麻黄一二沸，去上沫，内诸药，煮取二升，
去滓，温服一升，日再服。本云：桂枝汤二分、麻黄汤一分，合为二升，
分再服。今合为一方，将息如前法。

（26）服桂枝汤，大汗出后，大烦渴不解，脉洪大者，白虎加人参汤
主之。

（27）太阳病，发热恶寒，热多寒少，脉微弱者，此无阳也，不可发
汗，宜桂枝二越婢一汤。

桂枝二越婢一汤方

桂枝（去皮）　芍药　麻黄　甘草（各十八铢，炙）　大枣（四枚，擘）
生姜（一两二铢，切）　石膏（二十四铢，碎，绵裹）

上七味，以水五升，煮麻黄一二沸，去上沫，内诸药，煮取二升，去
滓，温服一升。本云：当裁为越婢汤、桂枝汤，合之饮一升；今合为一
方，桂枝汤二分、越婢汤一分。

（28）服桂枝汤，或下之，仍头项强痛，翕翕发热，无汗，心下满，
微痛，小便不利者，桂枝去桂加茯苓白术汤主之。

桂枝去桂加茯苓白术汤方

芍药（三两）　甘草（二两，炙）　生姜（切）　白术　茯苓（各三两）
大枣（十二枚，擘）

上六味，以水八升，煮取三升，去滓，温服一升，小便利则愈。本云
桂枝汤，今去桂枝，加茯苓、白术。

（29）伤寒脉浮，自汗出，小便数，心烦，微恶寒，脚挛急，反与桂

枝欲攻其表，此误也。得之便厥，咽中干，烦躁吐逆者，作甘草干姜汤与之，以复其阳。若厥愈足温者，更作芍药甘草汤与之，其脚即伸。若胃气不和，谵语者，少与调胃承气汤。若重发汗，复加烧针者，四逆汤主之。

甘草干姜汤方

甘草（四两，炙）　干姜（二两）
上二味，以水三升，煮取一升五合，去滓，分温再服。

芍药甘草汤方

白芍药　甘草（各四两，炙）
上二味，以水三升，煮取一升五合，去滓，分温再服。

调胃承气汤方

甘草（二两，炙）　芒硝（半斤）　大黄（四两，清酒洗）
上三味，切，以水三升，煮二物，至一升，去滓，内芒硝，更上微火一二沸，温顿服之，以调胃气。

四逆汤方

甘草（二两，炙）　干姜（一两半）　附子（一枚，生用，去皮，破八片）
上三味，以水三升，煮取一升二合，去滓，分温再服。强人可大附子一枚、干姜三两。

（30）问曰：证象阳旦，按法治之而增剧，厥逆，咽中干，两胫拘急而谵语，师曰"言夜半手足当温，两脚当伸"，后如师言，何以知此？答曰：寸口脉浮而大，（浮为风，大为虚；风则生微热，虚则两胫挛）病形象桂枝，因加附子参其间，增桂令汗出，附子温经，亡阳故也。厥逆，咽中干，烦躁，阳明内结，谵语烦乱，更饮甘草干姜汤，夜半阳气还，两足当热，胫尚微拘急，重与芍药甘草汤，尔乃胫伸，以承气汤微溏，则止其谵语。故知病可愈。

辨太阳病脉证并治中 （第31—127条，共97条）

（31）太阳病，项背强几几，无汗恶风，葛根汤主之。

葛根汤方

葛根（四两）　麻黄（三两，去节）　桂枝（二两，去皮）　生姜（三两，切）　甘草（二两，炙）　芍药（二两）　大枣（十二枚，擘）

上七味，以水一斗，先煮麻黄、葛根，减二升，去白沫，内诸药，煮取三升，去滓，温服一升，覆取微似汗，余如桂枝法将息及禁忌。诸汤皆仿此。

（32）太阳与阳明合病者，必自下利，葛根汤主之。

（33）太阳与阳明合病，不下利，但呕者，葛根加半夏汤主之。

葛根加半夏汤方

葛根（四两）　麻黄（三两，去节）　甘草（二两，炙）　芍药（二两）　桂枝（二两，去皮）　生姜（二两，切）　半夏（半升，洗）　大枣（十二枚，擘）

上八味，以水一斗，先煮葛根、麻黄，减二升，去白沫，内诸药，煮取三升，去滓，温服一升，覆取微似汗。

（34）太阳病，桂枝证，医反下之，利遂不止，脉促者，表未解也；喘而汗出者，葛根黄芩黄连汤主之。

葛根黄芩黄连汤方

葛根（半斤）　甘草（二两，炙）　黄芩（三两）　黄连（三两）

上四味，以水八升，先煮葛根，减二升，内诸药，煮取二升，去滓，分温再服。

（35）太阳病，头痛发热，身疼腰痛，骨节疼痛，恶风无汗而喘者，麻黄汤主之。

麻黄汤方

麻黄（三两，去节）　桂枝（二两，去皮）　甘草（一两，炙）　杏仁（七十个，去皮、尖）

上四味，以水九升，先煮麻黄，减二升，去上沫，内诸药，煮取二升半，去滓，温服八合，覆取微似汗，不须啜粥，余如桂枝法将息。

（36）太阳与阳明合病，喘而胸满者，不可下，宜麻黄汤。

（37）太阳病，十日以去，脉浮细而嗜卧者，外已解也。设胸满胁痛者，与小柴胡汤；脉但浮者，与麻黄汤。

（38）太阳中风，脉浮紧，发热恶寒，身疼痛，不汗出而烦躁者，大青龙汤主之。若脉微弱，汗出恶风者，不可服之。服之则厥逆，筋惕肉瞤，此为逆也。

大青龙汤方

麻黄（六两，去节）　桂枝（二两，去皮）　甘草（二两，炙）　杏仁（四十枚，去皮、尖）　生姜（三两，切）　大枣（十枚，擘）　石膏（如鸡子大，碎）

上七味，以水九升，先煮麻黄，减二升，去上沫，内诸药，煮取三升，去滓，温服一升，取微似汗。汗出多者，温粉粉之。一服汗者，停后服。若复服，汗多亡阳，遂虚，恶风烦躁，不得眠也。

（39）伤寒，脉浮缓，身不疼但重，乍有轻时，无少阴证者，大青龙汤发之。

（40）伤寒表不解，心下有水气，干呕发热而咳，或渴，或利，或噎，或小便不利、少腹满，或喘者，小青龙汤主之。

小青龙汤方

麻黄（去节）　芍药　细辛　干姜　甘草（炙）　桂枝（各三两，去皮）

五味子（半升）　半夏（半升，洗）

上八味，以水一斗，先煮麻黄，减二升，去上沫，内诸药，煮取三升，去滓，温服一升。若渴，去半夏，加栝蒌根三两；若微利，去麻黄，加荛花，如一鸡子，熬令赤色；若噎者，去麻黄，加附子一枚，炮；若小便不利，少腹满者，去麻黄，加茯苓四两；若喘，去麻黄，加杏仁半升，去皮、尖。且荛花不治利，麻黄主喘，今此语反之，疑非仲景意。

（41）伤寒，心下有水气，咳而微喘，发热不渴，（服汤已，渴者，此寒去欲解也）小青龙汤主之。

（42）太阳病，外证未解，脉浮弱者，当以汗解，宜桂枝汤。

（43）太阳病，下之微喘者，表未解故也，桂枝加厚朴杏子汤主之。

桂枝加厚朴杏子汤方

桂枝（三两，去皮）　甘草（二两，炙）　生姜（三两，切）　芍药（三两）　大枣（十二枚，擘）　厚朴（二两，炙，去皮）　杏仁（五十枚，去皮、尖）

上七味，以水七升，微火煮取三升，去滓，温服一升，覆取微似汗。

（44）太阳病，外证未解，不可下也，下之为逆，欲解外者，宜桂枝汤。

（45）太阳病，先发汗不解，而复下之，脉浮者不愈。（浮为在外，而反下之，故令不愈）今脉浮，故在外，当须解外则愈，宜桂枝汤。

（46）太阳病，脉浮紧，无汗，发热，身疼痛，八九日不解，表证仍在，此当发其汗，（服药已微除，其人发烦目瞑，剧者必衄，衄乃解。所以然者，阳气重故也）麻黄汤主之。

（47）太阳病，脉浮紧，发热，身无汗，自衄者，愈。

（48）二阳并病，太阳初得病时，发其汗，汗先出不彻，因转属阳明，续自微汗出，不恶寒。若太阳病证不罢者，不可下，（下之为逆）如此可小发汗。设面色缘缘正赤者，阳气怫郁在表，当解之熏之。若发汗不彻不足言，阳气怫郁不得越，当汗不汗，其人躁烦，不知痛处，乍在腹中，乍在四肢，按之不可得，其人短气但坐，以汗出不彻故也，更发汗则愈。何以知汗出不彻？以脉涩故知也。

（49）脉浮数者，法当汗出而愈，若下之，身重心悸者，不可发汗，当自汗出乃解。所以然者，尺中脉微，此里虚，须表里实，津液自和，便自汗出愈。

（50）脉浮紧者，法当身疼痛，宜以汗解之。假令尺中迟者，不可发汗。何以知然？以荣气不足，血少故也。

（51）脉浮者，病在表，可发汗，宜麻黄汤。

（52）脉浮而数者，可发汗，宜麻黄汤。

（53）病常自汗出者，此为荣气和，荣气和者，外不谐，以卫气不共荣气谐和故尔。以荣行脉中，卫行脉外，复发其汗，荣卫和则愈，宜桂枝汤。

（54）病人脏无他病，时发热自汗出而不愈者，此卫气不和也，先其时发汗则愈，宜桂枝汤。

（55）伤寒，脉浮紧，不发汗，因致衄者，麻黄汤主之。

（56）伤寒，不大便六七日，头痛有热者，与承气汤。其小便清者，知不在里，仍在表也，当须发汗，（若头痛者，必衄）宜桂枝汤。

（57）伤寒发汗已解，半日许复烦，脉浮数者，可更发汗，宜桂枝汤。

（58）凡病若发汗，若吐，若下，若亡血、亡津液，阴阳自和者，必自愈。

（59）大下之后，复发汗，小便不利者，亡津液故也，勿治之，得小便利，必自愈。

（60）下之后，复发汗，必振寒，脉微细。所以然者，以内外俱虚故也。

（61）下之后，复发汗，昼日烦躁不得眠，夜而安静，不呕，不渴，无表证，脉沉微，身无大热者，干姜附子汤主之。

干姜附子汤方

干姜（一两）　附子（一枚，生用，去皮，切八片）

上二味，以水三升，煮取一升，去滓，顿服。

（62）发汗后，身疼痛，脉沉迟者，桂枝加芍药生姜各一两人参三两新加汤主之。

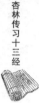

桂枝加芍药生姜各一两人参三两新加汤方

桂枝（三两，去皮）　芍药（四两）　甘草（二两，炙）　人参（三两）
大枣（十二枚，擘）　生姜（四两）

上六味，以水一斗二升，煮取三升，去滓，温服一升。本云桂枝汤，今加芍药、生姜、人参。

（63）发汗后，不可更行桂枝汤，汗出而喘，无大热者，可与麻黄杏仁甘草石膏汤。

麻黄杏仁甘草石膏汤方

麻黄（四两，去节）　杏仁（五十个，去皮、尖）　甘草（二两，炙）　石膏（半斤，碎，绵裹）

上四味，以水七升，煮麻黄，减二升，去上沫，内诸药，煮取二升，去滓，温服一升。

（64）发汗过多，其人叉手自冒心，心下悸，欲得按者，桂枝甘草汤主之。

桂枝甘草汤方

桂枝（四两，去皮）　甘草（二两，炙）
上二味，以水三升，煮取一升，去滓，顿服。

（65）发汗后，其人脐下悸者，欲作奔豚，茯苓桂枝甘草大枣汤主之。

茯苓桂枝甘草大枣汤方

茯苓（半斤）　桂枝（四两，去皮）　甘草（二两，炙）　大枣（十五枚，擘）

上四味，以甘澜水一斗，先煮茯苓，减二升，内诸药，煮取三升，去滓，温服一升，日三服。作甘澜水法：取水二斗，置大盆内，以勺扬之，水上有珠子五六千颗相逐，取用之。

（66）发汗后，腹胀满者，厚朴生姜半夏甘草人参汤主之。

厚朴生姜半夏甘草人参汤方

厚朴（半斤，炙，去皮）　生姜（半斤，切）　半夏（半升，洗）　甘草（二两）　人参（一两）

上五味，以水一斗，煮取三升，去滓，温服一升，日三服。

（67）伤寒若吐若下后，心下逆满，气上冲胸，起则头眩，脉沉紧，发汗则动经，身为振振摇者，茯苓桂枝白术甘草汤主之。

茯苓桂枝白术甘草汤方

茯苓（四两）　桂枝（三两，去皮）　白术　甘草（各二两，炙）

上四味，以水六升，煮取三升，去滓，分温三服。

（68）发汗，病不解，反恶寒者，虚故也，芍药甘草附子汤主之。

芍药甘草附子汤方

芍药　甘草（各三两，炙）　附子（一枚，炮，去皮，破八片）

上三味，以水五升，煮取一升五合，去滓，分温三服。疑非仲景方。

（69）发汗若下之，病仍不解，烦躁者，茯苓四逆汤主之。

茯苓四逆汤方

茯苓（四两）　人参（一两）　附子（一枚，生用，去皮，破八片）　甘草（二两，炙）　干姜（一两半）

上五味，以水五升，煮取三升，去滓，温服七合，日二服。

（70）发汗后，恶寒者，虚故也；不恶寒，但热者，实也，当和胃气，与调胃承气汤。

（71）太阳病，发汗后，大汗出，胃中干，烦躁不得眠，欲得饮水者，少少与饮之，令胃气和则愈。若脉浮，小便不利，微热消渴者，五苓散主之。

五苓散方

猪苓（十八铢，去皮）　泽泻（一两六铢）　白术（十八铢）　茯苓（十八铢）　桂枝（半两，去皮）

上五味，捣为散，以白饮和服方寸匕，日三服，多饮暖水，汗出愈，如法将息。

（72）发汗已，脉浮数，烦渴者，五苓散主之。

（73）伤寒汗出而渴者，五苓散主之；不渴者，茯苓甘草汤主之。

茯苓甘草汤方

茯苓（二两）　桂枝（二两，去皮）　甘草（一两，炙）　生姜（三两，切）

上四味，以水四升，煮取二升，去滓，分温三服。

（74）中风发热，六七日不解而烦，有表里证，渴欲饮水，水入则吐者，名曰水逆，五苓散主之。

（75）未持脉时，病人手叉自冒心，师因教试令咳而不咳者，此必两耳聋无闻也。所以然者，以重发汗，虚故如此。发汗后，饮水多必喘；以水灌之亦喘。

（76）发汗后，水药不得入口为逆，若更发汗，必吐下不止。发汗吐下后，虚烦不得眠，若剧者，必反复颠倒，心中懊侬，栀子豉汤主之；若少气者，栀子甘草豉汤主之；若呕者，栀子生姜豉汤主之。

栀子豉汤方

栀子（十四个，擘）　香豉（四合，绵裹）

上二味，以水四升，先煮栀子，得二升半，内豉，煮取一升半，去滓，分为二服，温进一服，得吐者，止后服。

栀子甘草豉汤方

栀子（十四个，擘） 甘草（二两，炙） 香豉（四合，绵裹）

上三味，以水四升，先煮栀子、甘草，取二升半，内豉，煮取一升半，去滓，分二服。温进一服，得吐者，止后服。

栀子生姜豉汤方

栀子（十四个，擘） 生姜（五两） 香豉（四合，绵裹）

上三味，以水四升，先煮栀子、生姜，取二升半，内豉，煮取一升半，去滓，分二服。温进一服，得吐者，止后服。

（77）发汗若下之，而烦热胸中窒者，栀子豉汤主之。

（78）伤寒五六日，大下之后，身热不去，心中结痛者，未欲解也，栀子豉汤主之。

（79）伤寒下后，心烦腹满，卧起不安者，栀子厚朴汤主之。

栀子厚朴汤方

栀子（十四个，擘） 厚朴（四两，炙，去皮） 枳实（四枚，水浸，炙令黄）

上三味，以水三升半，煮取一升半，去滓，分二服。温进一服，得吐者，止后服。

（80）伤寒，医以丸药大下之，身热不去，微烦者，栀子干姜汤主之。

栀子干姜汤方

栀子（十四个，擘） 干姜（二两）

上二味，以水三升半，煮取一升半，去滓，分二服。温进一服，得吐者，止后服。

（81）凡用栀子汤，病人旧微溏者，不可与服之。

（82）太阳病发汗，汗出不解，其人仍发热，心下悸，头眩，身𥆧动，振振欲擗地者，真武汤主之。

（83）咽喉干燥者，不可发汗。

（84）淋家，不可发汗，发汗必便血。

（85）疮家，虽身疼痛，不可发汗，汗出则痉。

（86）衄家，不可发汗，汗出必额上陷，脉急紧，直视不能眴，不得眠。

（87）亡血家，不可发汗，发汗则寒慄而振。

（88）汗家，重发汗，必恍惚心乱，小便已阴疼，与禹余粮丸。

（89）病人有寒，复发汗，胃中冷，必吐蛔。

（90）本发汗而复下之，此为逆也；若先发汗，治不为逆。本先下之，而反汗之，为逆；若先下之，治不为逆。

（91）伤寒，医下之，续得下利，清谷不止，身疼痛者，急当救里；后身疼痛，清便自调者，急当救表。救里宜四逆汤，救表宜桂枝汤。

（92）病发热头痛，脉反沉，若不差，身体疼痛，当救其里，四逆汤方。

（93）太阳病，先下而不愈，因复发汗，以此表里俱虚，其人因致冒，冒家汗出自愈。所以然者，汗出表和故也。里未和，然后复下之。

（94）太阳病未解，脉阴阳俱停，必先振慄汗出而解；但阳脉微者，先汗出而解；但阴脉微者，下之而解。若欲下之，宜调胃承气汤。

（95）太阳病，发热汗出者，此为荣弱卫强，故使汗出。欲救邪风者，宜桂枝汤。

（96）伤寒五六日中风，往来寒热，胸胁苦满，嘿嘿不欲饮食，心烦喜呕，或胸中烦而不呕，或渴，或腹中痛，或胁下痞硬，或心下悸、小便不利，或不渴、身有微热，或咳者，小柴胡汤主之。

小柴胡汤方

柴胡（半斤）　黄芩（三两）　人参（三两）　半夏（半升，洗）　甘草（炙）　生姜（各三两，切）　大枣（十二枚，擘）

上七味，以水一斗二升，煮取六升，去滓，再煎，取三升，温服一升，日三服。若胸中烦而不呕者，去半夏、人参，加栝蒌实一枚；若渴，去半夏，加人参，合前成四两半，栝蒌根四两；若腹中痛者，去黄芩，加芍药三两；若胁下痞硬，去大枣，加牡蛎四两；若心下悸，小便不利者，去黄芩，加茯苓四两；若不渴，外有微热者，去人参，加桂枝三两，温覆微汗愈；若咳者，去人参、大枣、生姜，加五味子半升、干姜二两。

（97）血弱气尽，腠理开，邪气因入，与正气相搏，结于胁下，正邪分争，往来寒热，休作有时，嘿嘿不欲饮食，脏腑相连，其痛必下，邪高痛下，故使呕也，小柴胡汤主之。服柴胡汤已，渴者，属阳明，以法治之。

（98）得病六七日，脉迟浮弱，恶风寒，手足温，医二三下之，不能食而胁下满痛，面目及身黄，颈项强，小便难者，与柴胡汤，后必下重。本渴饮水而呕者，柴胡汤不中与也，食谷者哕。

（99）伤寒四五日，身热恶风，颈项强，胁下满、手足温而渴者，小柴胡汤主之。

（100）伤寒，阳脉涩，阴脉弦，法当腹中急痛，先与小建中汤，不差者，小柴胡汤主之。

小建中汤方

桂枝（三两，去皮）　甘草（二两，炙）　大枣（十二枚，擘）　芍药（六两）　生姜（三两，切）　胶饴（一升）

上六味，以水七升，煮取三升，去滓，内饴，更上微火消解，温服一升，日三服。呕家不可用建中汤，以甜故也。

（101）伤寒中风，有柴胡证，但见一证便是，不必悉具。凡柴胡汤病证而下之，若柴胡证不罢者，复与柴胡汤，必蒸蒸而振，却复发热汗出而解。

（102）伤寒二三日，心中悸而烦者，小建中汤主之。

（103）太阳病，过经十余日，反二三下之，后四五日，柴胡证仍在者，先与小柴胡，呕不止，心下急，郁郁微烦者，为未解也，与大柴胡汤下之则愈。

大柴胡汤方

柴胡（半斤）　黄芩（三两）　芍药（三两）　半夏（半升，洗）　生姜

（五两，切）　枳实（四枚，炙）　大枣（十二枚，擘）

上七味，以水一斗二升，煮取六升，去滓，再煎，温服一升，日三服。一方加大黄二两，若不加，恐不为大柴胡汤。

（104）伤寒十三日不解，胸胁满而呕，日晡所发潮热，已而微利，此本柴胡证，下之，（以不得利，今反利者，知医以丸药下之）此非其治也。（潮热者，实也）先宜服小柴胡汤以解外，后以柴胡加芒硝汤主之。

柴胡加芒硝汤方

柴胡（二两十六铢）　黄芩（一两）　人参（一两）　甘草（一两，炙）
生姜（切，一两）　半夏（二十铢。本云：五枚，洗）　大枣（四枚，擘）
芒硝（二两）

上八味，以水四升，煮取二升，去滓，内芒硝，更煮微沸，分温再服；不解更作。

（105）伤寒十三日，过经谵语者，以有热也，当以汤下之。若小便利者，大便当硬，而反下利，脉调和者，知医以丸药下之，非其治也。若自下利者，脉当微厥，今反和者，此为内实也，调胃承气汤主之。

（106）太阳病不解，热结膀胱，其人如狂，血自下，下者愈。其外不解者，尚未可攻，当先解其外；外解已，但少腹急结者，乃可攻之，宜桃核承气汤。

桃核承气汤方

桃仁（五十个，去皮、尖）　大黄（四两）　桂枝（二两，去皮）　甘草
（二两，炙）　芒硝（二两）

上五味，以水七升，煮取二升半，去滓，内芒硝，更上火微沸，下火，先食温服五合，日三服，当微利。

（107）伤寒八九日，下之，胸满烦惊，小便不利，谵语，一身尽重，不可转侧者，柴胡加龙骨牡蛎汤主之。

柴胡加龙骨牡蛎汤方

柴胡（四两）　龙骨　黄芩　生姜（切）　铅丹　人参　桂枝（去皮）　茯苓（各一两半）　半夏（二合半，洗）　大黄（二两）　牡蛎（一两半，熬）　大枣（六枚，擘）

上十二味，以水八升，煮取四升，内大黄，切如棋子，更煮一两沸，去滓，温服一升。本云柴胡汤，今加龙骨等。

（108）伤寒，腹满谵语，寸口脉浮而紧，此肝乘脾也，名曰纵，刺期门。

（109）伤寒发热，啬啬恶寒，大渴欲饮水，其腹必满，自汗出，小便利，其病欲解，此肝乘肺也，名曰横，刺期门。

（110）太阳病二日，反躁，反熨其背而大汗出，大热入胃，胃中水竭，躁烦必发谵语，（十余日，振慄，自下利者，此为欲解也）故其汗从腰以下不得汗，欲小便不得，反呕，欲失溲，足下恶风，大便硬，小便当数，而反不数及不多，大便已，头卓然而痛，其人足心必热，谷气下流故也。

（111）太阳病中风，以火劫发汗，邪风被火热，血气流溢，失其常度。两阳相熏灼，其身发黄。阳盛则欲衄，阴虚小便难。阴阳俱虚竭，身体则枯燥，但头汗出，剂颈而还，腹满微喘，口干咽烂，或不大便，久则谵语，甚者至哕，手足躁扰，捻衣摸床。小便利者，其人可治。

（112）伤寒脉浮，医以火迫劫之，亡阳，必惊狂、卧起不安者，桂枝去芍药加蜀漆牡蛎龙骨救逆汤主之。

桂枝去芍药加蜀漆牡蛎龙骨救逆汤方

桂枝（三两，去皮）　甘草（二两，炙）　生姜（三两，切）　大枣（十二枚，擘）　牡蛎（五两，熬）　蜀漆（三两，洗去腥）　龙骨（四两）

上七味，以水一斗二升，先煮蜀漆，减二升，内诸药，煮取三升，去滓，温服一升。本云桂枝汤，今去芍药，加蜀漆、牡蛎、龙骨。

（113）形作伤寒，其脉不弦紧而弱，弱者必渴，被火必谵语；弱者发热脉浮，解之当汗出愈。

（114）太阳病，以火熏之，不得汗，其人必躁，到经不解，必清血，

伤
寒
论

名为火邪。

（115）脉浮热甚，而反灸之，此为实，实以虚治，因火而动，必咽燥吐血。

（116）微数之脉，慎不可灸，因火为邪，则为烦逆，追虚逐实，血散脉中，火气虽微，内攻有力，焦骨伤筋，血难复也。脉浮，宜以汗解，用火灸之，邪无从出，因火而盛，病从腰以下必重而痹，名火逆也。欲自解者，必当先烦，烦乃有汗而解。何以知之？脉浮，故知汗出解。

（117）烧针令其汗，针处被寒，核起而赤者，必发奔豚，气从少腹上冲心者，灸其核上各一壮，与桂枝加桂汤。（更加桂二两也）

桂枝加桂汤方

桂枝（五两，去皮）　芍药（三两）　生姜（三两，切）　甘草（二两，炙）　大枣（十二枚，擘）

上五味，以水七升，煮取三升，去滓，温服一升。本云桂枝汤，今加桂，满五两。所以加桂者，以能泄奔豚气也。

（118）火逆下之，因烧针烦躁者，桂枝甘草龙骨牡蛎汤主之。

桂枝甘草龙骨牡蛎汤方

桂枝（一两，去皮）　甘草（二两，炙）　牡蛎（二两，熬）　龙骨（二两）

上四味，以水五升，煮取二升半，去滓，温服八合，日三服。

（119）太阳伤寒者，加温针必惊也。

（120）太阳病，当恶寒发热，今自汗出，反不恶寒发热，关上脉细数者，以医吐之过也。一二日吐之者，腹中饥，口不能食；三四日吐之者，不喜糜粥，欲食冷食，朝食暮吐。以医吐之所致也，此为小逆。

（121）太阳病吐之，但太阳病当恶寒，今反不恶寒，不欲近衣，此为吐之内烦也。

（122）病人脉数，数为热，当消谷引食，而反吐者，此以发汗，令阳气微，膈气虚，脉乃数也。数为客热，不能消谷，以胃中虚冷，故吐也。

（123）太阳病，过经十余日，心下温温欲吐，而胸中痛，大便反溏，腹微满，郁郁微烦，先此时自极吐下者，与调胃承气汤。若不尔者，不可与。但欲呕，胸中痛，微溏者，此非柴胡汤证，以呕故知极吐下也。

（124）太阳病六七日，表证仍在，脉微而沉，反不结胸，其人发狂者，以热在下焦，少腹当硬满，小便自利者，下血乃愈，（所以然者，以太阳随经，瘀热在里故也）抵当汤主之。

抵当汤方

水蛭（熬）　虻虫（各三十个，去翅、足，熬）　桃仁（二十个，去皮、尖）大黄（三两，酒洗）

上四味，以水五升，煮取三升，去滓，温服一升，不下更服。

（125）太阳病，身黄，脉沉结，少腹硬，小便不利者，为无血也；小便自利，其人如狂者，血证谛也，抵当汤主之。

（126）伤寒有热，少腹满，应小便不利，今反利者，为有血也，当下之，不可余药，宜抵当丸。

抵当丸方

水蛭（二十个，熬）　虻虫（二十个，熬，去翅、足）　桃仁（二十五个，去皮、尖）　大黄（三两）

上四味，捣分四丸，以水一升，煮一丸，取七合服之，晬时当下血。若不下者，更服。

（127）太阳病，小便利者，以饮水多，必心下悸；小便少者，必苦里急也。

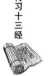

辨太阳病脉证并治下（第128—178条，共51条）

（128）问曰：病有结胸，有脏结，其状何如？答曰：按之痛，寸脉浮、关脉沉，名曰结胸也。

（129）何谓脏结？答曰：如结胸状，饮食如故，时时下利，寸脉浮，关脉小细沉紧，名曰脏结。舌上白苔滑者，难治。

（130）脏结无阳证，不往来寒热，其人反静，舌上苔滑者，不可攻也。

（131）病发于阳而反下之，热入因作结胸；病发于阴而反下之，因作痞也。所以成结胸者，以下之太早故也。结胸者，项亦强，如柔痉状，下之则和，宜大陷胸丸。

大陷胸丸方

大黄（半斤） 葶苈子（半升，熬） 芒硝（半升） 杏仁（半升，去皮、尖，熬黑）

上四味，捣筛二味，内杏仁、芒硝，合研如脂，和散，取如弹丸一枚；别捣甘遂末一钱匕，白蜜二合，水二升，煮取一升，温顿服之，一宿乃下。如不下，更服，取下为效。禁如药法。

（132）结胸证，其脉浮大者，不可下，下之则死。

（133）结胸证悉具，烦躁者亦死。

（134）太阳病，脉浮而动数（浮则为风，数则为热；动则为痛，数则为虚）头痛发热，微盗汗出，而反恶寒者，表未解也。医反下之，动数变迟，膈内拒痛，胃中空虚，客气动膈，短气躁烦，心中懊恼，阳气内陷，心下因硬，则为结胸，大陷胸汤主之。若不结胸，但头汗出，余处无汗，剂颈而还，小便不利，身必发黄。

大陷胸汤方

大黄（六两，去皮）　芒硝（一升）　甘遂（一钱匕）

上三味，以水六升，先煮大黄，取二升，去滓，内芒硝，煮一两沸，内甘遂末，温服一升，得快利，止后服。

（135）伤寒六七日，结胸热实，脉沉而紧，心下痛，按之石硬者，大陷胸汤主之。

（136）伤寒十余日，热结在里，复往来寒热者，与大柴胡汤；但结胸，无大热者，此为水结在胸胁也，但头微汗出者，大陷胸汤主之。

（137）太阳病，重发汗而复下之，不大便五六日，舌上燥而渴，日晡所小有潮热，从心下至少腹，硬满而痛，不可近者，大陷胸汤主之。

（138）小结胸病，正在心下，按之则痛，脉浮滑者，小陷胸汤主之。

小陷胸汤方

黄连（一两）　半夏（半升，洗）　栝蒌实（大者一枚）

上三味，以水六升，先煮栝蒌，取三升，去滓，内诸药，煮取二升，去滓，分温三服。

（139）太阳病二三日，不能卧，但欲起，心下必结，脉微弱者，此本有寒分也，反下之，若利止，必作结胸；未止者，四日复下之，此作协热利也。

（140）太阳病，下之，其脉促，不结胸者，此为欲解也；脉浮者，必结胸；脉紧者，必咽痛；脉弦者，必两胁拘急；脉细数者，头痛未止；脉沉紧者，必欲呕；脉沉滑者，协热利；脉浮滑者，必下血。

（141）病在阳，应以汗解之，反以冷水潠之，若灌之，其热被劫不得去，弥更益烦，肉上粟起，意欲饮水，反不渴者，服文蛤散，若不差者，与五苓散；寒实结胸，无热证者，与三物小陷胸汤，白散亦可服。

文蛤散方

文蛤（五两）

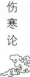

上一味，为散，以沸汤和一方寸匕服，汤用五合。

白散方

桔梗（三分）　巴豆（一分，去皮、心，熬黑，研如脂）　贝母（三分）

上三味，为散，内巴豆，更于臼中杵之，以白饮和服，强人半钱匕，羸者减之。病在膈上必吐，在膈下必利。不利，进热粥一杯；利过不止，进冷粥一杯。身热皮粟不解，欲引衣自覆，若以水潠之洗之，益令热劫不得出，当汗而不汗则烦。假令汗出已，腹中痛，与芍药三两，如上法。

（142）太阳与少阳并病，头项强痛，或眩冒，时如结胸，心下痞硬者，当刺大椎第一间、肺俞、肝俞，慎不可发汗，发汗则谵语，脉弦，五日谵语不止，当刺期门。

（143）妇人中风，发热恶寒，经水适来，得之七八日，热除而脉迟身凉，胸胁下满，如结胸状，谵语者，此为热入血室也，当刺期门，随其实而取之。

（144）妇人中风七八日，续得寒热，发作有时，经水适断者，此为热入血室，其血必结，故使如疟状，发作有时，小柴胡汤主之。

（145）妇人伤寒，发热，经水适来，昼日明了，暮则谵语，如见鬼状者，此为热入血室，无犯胃气及上二焦，必自愈。

（146）伤寒六七日，发热，微恶寒，肢节烦痛，微呕，心下支结，外证未去者，柴胡桂枝汤主之。

柴胡桂枝汤方

桂枝（去皮）　黄芩（一两半）　人参（一两半）　甘草（一两，炙）
半夏（二合半，洗）　芍药（一两半）　大枣（六枚，擘）　生姜（一两半，切）　柴胡（四两）

上九味，以水七升，煮取三升，去滓，温服一升。本云人参汤，作如桂枝法，加半夏、柴胡、黄芩，复如柴胡法。今用人参，作半剂。

（147）伤寒五六日，已发汗而复下之，胸胁满，微结，小便不利，渴而不呕，但头汗出，往来寒热，心烦者，此为未解也，柴胡桂枝干姜汤主之。

柴胡桂枝干姜汤方

柴胡（半斤）　桂枝（三两，去皮）　干姜（二两）　栝蒌根（四两）
黄芩（三两）　牡蛎（二两，熬）　甘草（二两，炙）

上七味，以水一斗二升，煮取六升，去滓，再煎，取三升，温服一升，日三服。初服微烦，复服汗出便愈。

（148）伤寒五六日，头汗出，微恶寒，手足冷，心下满，口不欲食，大便硬，脉细者，此为阳微结，必有表复有里也，脉沉亦在里也，（汗出为阳微，假令纯阴结，不得复有外证，悉入在里；此为半在里半在外也，脉虽沉紧，不得为少阴病。所以然者，阴不得有汗，今头汗出，故知非少阴也）可与小柴胡汤，设不了了者，得屎而解。

（149）伤寒五六日，呕而发热者，柴胡汤证具，而以他药下之，柴胡证仍在者，复与柴胡汤，此虽已下之，不为逆，必蒸蒸而振，却发热汗出而解；若心下满而硬痛者，此为结胸也，大陷胸汤主之；但满而不痛者，此为痞，柴胡不中与之，宜半夏泻心汤。

半夏泻心汤方

半夏（半升，洗）　黄芩　干姜　人参　甘草（各三两，炙）　黄连（一两）　大枣（十二枚，擘）

上七味，以水一斗，煮取六升，去滓，再煎，取三升，温服一升，日三服。

（150）太阳少阳并病，而反下之，成结胸，心下硬，下利不止，水浆不下，其人心烦。

（151）脉浮而紧，而复下之，紧反入里，则作痞，按之自濡，但气痞耳。

（152）太阳中风，下利呕逆，表解者，乃可攻之。其人漐漐汗出，发作有时，头痛，心下痞硬满，引胁下痛，干呕短气，汗出不恶寒者，此表解里未和也，十枣汤主之。

十枣汤方

　　芫花（熬）　　甘遂　　大戟

　　上三味，等分，各别捣为散，以水一升半，先煮大枣肥者十枚，取八合，去滓，内药末，强人服一钱匕，羸人服半钱，温服之。平旦服。若下少，病不除者，明日更服，加半钱。得快下利后，糜粥自养。

　　（153）太阳病，医发汗，遂发热恶寒，因复下之，心下痞（表里俱虚，阴阳气并竭，无阳则阴独）复加烧针，因胸烦，面色青黄，肤𥆧者，难治；今色微黄，手足温者，易愈。

　　（154）心下痞，按之濡，其脉关上浮者，大黄黄连泻心汤主之。

大黄黄连泻心汤方

　　大黄（二两）　　黄连（一两）

　　上二味，以麻沸汤二升渍之，须臾，绞去滓，分温再服。

　　（155）心下痞，而复恶寒汗出者，附子泻心汤主之。

附子泻心汤方

　　大黄（二两）　　黄连（一两）　　黄芩（一两）　　附子（一枚，炮，去皮，破，别煮取汁）

　　上四味，切三味，以麻沸汤二升渍之，须臾，绞去滓，内附子汁，分温再服。

　　（156）本以下之，故心下痞，与泻心汤。痞不解，其人渴而口燥烦，小便不利者，五苓散主之。

　　（157）伤寒汗出解之后，胃中不和，心下痞硬，干噫食臭，胁下有水气，腹中雷鸣，下利者，生姜泻心汤主之。

生姜泻心汤方

　　生姜（切，四两）　　甘草（三两，炙）　　人参（三两）　　干姜（一两）

黄芩（三两）　　半夏（半升，洗）　　黄连（一两）　　大枣（十二枚，擘）

上八味，以水一斗，煮取六升，去滓，再煎，取三升，温服一升，日三服。附子泻心汤，本云加附子，半夏泻心汤、甘草泻心汤，同体别名耳。生姜泻心汤，本云理中人参黄芩汤，去桂枝、术，加黄连，并泻肝法。

（158）伤寒中风，医反下之，其人下利日数十行，谷不化，腹中雷鸣，心下痞硬而满，干呕心烦不得安；医见心下痞，谓病不尽，复下之，其痞益甚，（此非结热，但以胃中虚，客气上逆，故使硬也）甘草泻心汤主之。

甘草泻心汤方

甘草（四两，炙）　　黄芩（三两）　　干姜（三两）　　半夏（半升，洗）大枣（十二枚，擘）　　黄连（一两）

上六味，以水一斗，煮取六升，去滓，再煎，取三升，温服一升，日三服。

（159）伤寒服汤药，下利不止，心下痞硬，服泻心汤已，复以他药下之，利不止，医以理中与之，利益甚。理中者，理中焦，此利在下焦，赤石脂禹余粮汤主之。复不止者，当利其小便。

赤石脂禹余粮汤方

赤石脂（一斤，碎）　　太一禹余粮（一斤，碎）

上二味，以水六升，煮取二升，去滓，分温三服。

（160）伤寒吐下后，发汗，虚烦，脉甚微，八九日心下痞硬，胁下痛，气上冲咽喉，眩冒，经脉动惕者，久而成痿。

（161）伤寒发汗，若吐，若下，解后，心下痞硬，噫气不除者，旋覆代赭汤主之。

旋覆代赭汤方

旋覆花（三两）　　人参（二两）　　生姜（五两）　　代赭（一两）　　甘草（三两，炙）　　半夏（半升，洗）　　大枣（十二枚，擘）

上七味，以水一斗，煮取六升，去滓，再煎，取三升，温服一升，日三服。

（162）下后不可更行桂枝汤，若汗出而喘，无大热者，可与麻黄杏子甘草石膏汤。

（163）太阳病，外证未除而数下之，遂协热而利，利下不止，心下痞硬，表里不解者，桂枝人参汤主之。

桂枝人参汤方

桂枝（别切，四两）　甘草（四两，炙）　白术（三两）　人参（三两）
干姜（三两）

上五味，以水九升，先煮四味，取五升，内桂，更煮，取三升，去滓，温服一升，日再夜一服。

（164）伤寒大下后，复发汗，心下痞，恶寒者，表未解也，不可攻痞，当先解表，表解乃可攻痞。解表宜桂枝汤，攻痞宜大黄黄连泻心汤。

（165）伤寒发热，汗出不解，心中痞硬，呕吐而下利者，大柴胡汤主之。

（166）病如桂枝证，头不痛，项不强，寸脉微浮，胸中痞硬，气上冲喉咽不得息者，此为胸有寒也，当吐之，宜瓜蒂散。

瓜蒂散方

瓜蒂（一分，熬黄）　赤小豆（一分）

上二味，各别捣筛，为散已，合治之，取一钱匕，以香豉一合，用热汤七合，煮作稀糜，去滓，取汁和散，温顿服之。不吐者，少少加，得快吐乃止。诸亡血虚家，不可与瓜蒂散。

（167）病胁下素有痞，连在脐旁，痛引少腹，入阴筋者，此名脏结，死。

（168）伤寒若吐若下后，七八日不解，热结在里，表里俱热，时时恶风，大渴，舌上干燥而烦，欲饮水数升者，白虎加人参汤主之。

白虎加人参汤方

知母（六两）　石膏（一斤，碎）　甘草（二两，炙）　人参（二两）
粳米（六合）

上五味，以水一斗，煮米熟汤成，去滓，温服一升，日三服。此方立
夏后、立秋前乃可服，立秋后不可服；正月、二月、三月尚凛冷，亦不可
与服之，与之则呕利而腹痛。诸亡血虚家，亦不可与，得之则腹痛利者，
但可温之，当愈。

（169）伤寒无大热，口燥渴，心烦，背微恶寒者，白虎加人参汤
主之。

（170）伤寒脉浮，发热无汗，其表不解，不可与白虎汤；渴欲饮水，
无表证者，白虎加人参汤主之。

（171）太阳少阳并病，心下硬，颈项强而眩者，当刺大椎、肺俞、肝
俞，慎勿下之。

（172）太阳与少阳合病，自下利者，与黄芩汤；若呕者，黄芩加半夏
生姜汤主之。

黄芩汤方

黄芩（三两）　芍药（二两）　甘草（二两，炙）　大枣（十二枚，擘）
上四味，以水一斗，煮取三升，去滓，温服一升，日再夜一服。

黄芩加半夏生姜汤方

黄芩（三两）　芍药（二两）　甘草（二两，炙）　大枣（十二枚，擘）
半夏（半升，洗）　生姜（一两半，切。一方三两）

上六味，以水一斗，煮取三升，去滓，温服一升，日再夜一服。

（173）伤寒，胸中有热，胃中有邪气，腹中痛，欲呕吐者，黄连汤
主之。

黄连汤方

黄连（三两）　甘草（三两，炙）　干姜（三两）　桂枝（三两，去皮）
人参（二两）　半夏（半升，洗）　大枣（十二枚，擘）

上七味，以水一斗，煮取六升，去滓，温服，昼三夜二。疑非仲景方。

（174）伤寒八九日，风湿相搏，身体疼烦，不能自转侧，不呕，不渴，脉浮虚而涩者，桂枝附子汤主之；若其人大便硬，小便自利者，去桂加白术汤主之。

桂枝附子汤方

桂枝（四两，去皮）　附子（三枚，炮，去皮，破）　生姜（三两，切）
大枣（十二枚，擘）　甘草（二两，炙）

上五味，以水六升，煮取二升，去滓，分温三服。

桂枝附子去桂加白术汤方

附子（三枚，炮，去皮，破）　白术（四两）　生姜（三两，切）　甘草
（二两，炙）　大枣（十二枚，擘）

上五味，以水六升，煮取二升，去滓，分温三服。初一服，其人身如痹，半日许复服之；三服都尽，其人如冒状，勿怪。此以附子、术并走皮内，逐水气，未得除，故使之耳。法当加桂四两。此本一方二法：以大便硬，小便自利，去桂也；以大便不硬，小便不利，当加桂。附子三枚，恐多也，虚弱家及产妇宜减服之。

（175）风湿相搏，骨节疼烦，掣痛不得屈伸，近之则痛剧，汗出短气，小便不利，恶风不欲去衣，或身微肿者，甘草附子汤主之。

甘草附子汤方

甘草（二两，炙）　附子（二枚，炮，去皮，破）　白术（二两）　桂枝

（四两，去皮）

上四味，以水六升，煮取三升，去滓，温服一升，日三服，初服得微汗则解。能食，汗止，复烦者，将服五合。恐一升多者，宜服六七合为始。

（176）伤寒，脉浮滑，此以表有热，里有寒，白虎汤主之。

白虎汤方

知母（六两）　石膏（一斤，碎）　甘草（二两，炙）　粳米（六合）

上四味，以水一斗，煮米熟汤成，去滓，温服一升，日三服。

（177）伤寒，脉结代，心动悸，炙甘草汤主之。

炙甘草汤方

甘草（四两，炙）　生姜（三两，切）　人参（二两）　生地黄（一斤）

桂枝（三两，去皮）　阿胶（二两）　麦门冬（半升，去心）　麻仁（半升）

大枣（三十枚，擘）

上九味，以清酒七升，水八升，先煮八味，取三升，去滓，内胶烊消尽，温服一升，日三服。一名复脉汤。

（178）脉按之来缓，时一止复来者，名曰结。又，脉来动而中止，更来小数，中有还者反动，名曰结，阴也。脉来动而中止，不能自还，因而复动者，名曰代，阴也。得此脉者，必难治。

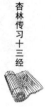

辨阳明病脉证并治 （第179—262条，共84条）

（179）问曰：病有太阳阳明，有正阳阳明，有少阳阳明，何谓也？答曰：太阳阳明者，脾约是也；正阳阳明者，胃家实是也；少阳阳明者，发汗、利小便已，胃中燥烦实，大便难是也。

（180）阳明之为病，胃家实是也。

（181）问曰：何缘得阳明病？答曰：太阳病，若发汗，若下，若利小便，此亡津液，胃中干燥，因转属阳明。不更衣，内实，大便难者，此名阳明也。

（182）问曰：阳明病外证云何？答曰：身热，汗自出，不恶寒，反恶热也。

（183）问曰：病有得之一日，不发热而恶寒者，何也？答曰：虽得之一日，恶寒将自罢，即汗出而恶热也。

（184）问曰：恶寒何故自罢？答曰：阳明居中，主土也，万物所归，无所复传。始虽恶寒，二日自止，此为阳明病也。

（185）本太阳初得病时，发其汗，汗先出不彻，因转属阳明也。伤寒发热，无汗，呕不能食，而反汗出濈濈然者，是转属阳明也。

（186）伤寒三日，阳明脉大。

（187）伤寒脉浮而缓，手足自温者，是为系在太阴，太阴者，身当发黄；若小便自利者，不能发黄；至七八日，大便硬者，为阳明病也。

（188）伤寒转系阳明者，其人濈然微汗出也。

（189）阳明中风，口苦咽干，腹满微喘，发热恶寒，脉浮而紧，若下之，则腹满小便难也。

（190）阳明病，若能食，名中风；不能食，名中寒。

（191）阳明病，若中寒者，不能食，小便不利，手足濈然汗出，此欲作固瘕，必大便初硬后溏。所以然者，以胃中冷，水谷不别故也。

（192）阳明病，初欲食，小便反不利，大便自调，其人骨节疼，翕翕如有热状，奄然发狂，濈然汗出而解者，此水不胜谷气，与汗共并，脉紧则愈。

（193）阳明病欲解时，从申至戌上。

（194）阳明病，不能食，攻其热必哕。所以然者，胃中虚冷故也，以其人本虚，攻其热必哕。

（195）阳明病，脉迟，食难用饱，饱则微烦头眩，必小便难，此欲作谷瘅。虽下之，腹满如故，所以然者，脉迟故也。

（196）阳明病，法多汗，反无汗，其身如虫行皮中状者，此以久虚故也。

（197）阳明病，反无汗而小便利，二三日呕而咳，手足厥者，必苦头痛；若不咳，不呕，手足不厥者，头不痛。

（198）阳明病，但头眩，不恶寒，故能食而咳，其人咽必痛；若不咳者，咽不痛。

（199）阳明病，无汗，小便不利，心中懊恼者，身必发黄。

（200）阳明病，被火，额上微汗出，而小便不利者，必发黄。

（201）阳明病，脉浮而紧者，必潮热，发作有时；但浮者，必盗汗出。

（202）阳明病，口燥，但欲漱水，不欲咽者，此必衄。

（203）阳明病，本自汗出，医更重发汗，病已差，尚微烦不了了者，此必大便硬故也。（以亡津液，胃中干燥，故令大便硬）当问其小便日几行，若本小便日三四行，今日再行，故知大便不久出。今为小便数少，以津液当还入胃中，故知不久必大便也。

（204）伤寒呕多，虽有阳明证，不可攻之。

（205）阳明病，心下硬满者，不可攻之。攻之，利遂不止者死，利止者愈。

（206）阳明病，面合色赤，不可攻之，必发热，色黄者，小便不利也。

（207）阳明病，不吐不下，心烦者，可与调胃承气汤。

（208）阳明病，脉迟，虽汗出，不恶寒者，其身必重，短气，腹满而喘，有潮热者，此外欲解，可攻里也。手足濈然汗出者，此大便已硬也，大承气汤主之；若汗多，微发热恶寒者，外未解也；其热不潮，未可与承气汤；若腹大满不通者，可与小承气汤，微和胃气，勿令至大泄下。

大承气汤方

大黄（酒洗，四两）　　厚朴（半斤，炙，去皮）　　枳实（五枚，炙）　　芒硝（三合）

上四味，以水一斗，先煮二物，取五升，去滓，内大黄，更煮，取二升，去滓，内芒硝，更上微火一两沸，分温再服，得下，余勿服。

小承气汤方

大黄（四两，酒洗）　　厚朴（二两，去皮，炙）　　枳实（大者三枚，炙）

上三味，以水四升，煮取一升二合，去滓，分温二服。初服汤，当更衣，不尔者，尽饮之；若更衣者，勿服之。

（209）阳明病，潮热，大便微硬者，可与大承气汤；不硬者，不可与之。若不大便六七日，恐有燥屎，欲知之法，少与小承气汤，汤入腹中，转失气者，此有燥屎也，乃可攻之；若不转失气者，此但初头硬，后必溏，不可攻之，攻之必胀满不能食也。欲饮水者，与水则哕，其后发热者，必大便复硬而少也，以小承气汤和之，不转失气者，慎不可攻也。

（210）夫实则谵语，虚则郑声，（郑声者，重语也）直视，谵语，喘满者死，下利者亦死。

（211）发汗多，若重发汗者，亡其阳，谵语，脉短者死，脉自和者不死。

（212）伤寒若吐若下后不解，不大便五六日，上至十余日，日晡所发潮热，不恶寒，独语如见鬼状；若剧者，发则不识人，循衣摸床，惕而不安，微喘直视，脉弦者生，涩者死；微者，但发热谵语者，大承气汤主之。若一服利，则止后服。

（213）阳明病，其人多汗，以津液外出，胃中燥，大便必硬，硬则谵语，小承气汤主之。若一服谵语止者，更莫复服。

（214）阳明病，谵语，发潮热，脉滑而疾者，小承气汤主之。因与承气汤一升，腹中转气者，更服一升；若不转气者，勿更与之。明日又不大便，脉反微涩者，里虚也，为难治，不可更与承气汤也。

（215）阳明病，谵语，有潮热，反不能食者，胃中必有燥屎五六枚也，（若能食者，但硬耳）宜大承气汤下之。

（216）阳明病，下血谵语者，此为热入血室，但头汗出者，刺期门，随其实而泻之，濈然汗出则愈。

（217）汗出谵语者，以有燥屎在胃中，此为风也。须下者，过经乃可下之，（下之若早，语言必乱，以表虚里实故也）下之则愈，宜大承气汤。

（218）伤寒四五日，脉沉而喘满，沉为在里，而反发其汗，津液越出，大便为难，表虚里实，久则谵语。

（219）三阳合病，腹满身重，难以转侧，口不仁，面垢，谵语，遗尿，（发汗则谵语，下之则额上生汗，手足逆冷）若自汗出者，白虎汤主之。

（220）二阳并病，太阳证罢，但发潮热，手足汗出，大便难而谵语者，下之则愈，宜大承气汤。

（221）阳明病，脉浮而紧，咽燥口苦，腹满而喘，发热汗出，不恶寒反恶热，身重。若发汗则躁，心愦愦，反谵语；若加温针，必怵惕烦躁不得眠；若下之，则胃中空虚，客气动膈，心中懊憹，舌上苔者，栀子豉汤主之。

（222）若渴欲饮水，口干舌燥者，白虎加人参汤主之。

（223）若脉浮发热，渴欲饮水，小便不利者，猪苓汤主之。

猪苓汤方

猪苓（去皮）　茯苓　泽泻　阿胶　滑石（各一两，碎）

上五味，以水四升，先煮四味，取二升，去滓，内阿胶，烊消，温服七合，日三服。

（224）阳明病，汗出多而渴者，不可与猪苓汤。以汗多胃中燥，猪苓汤复利其小便故也。

（225）脉浮而迟，表热里寒，下利清谷者，四逆汤主之。

（226）若胃中虚冷，不能食者，饮水则哕。

（227）脉浮发热，口干鼻燥，能食者，则衄。

（228）阳明病，下之，其外有热，手足温，不结胸，心中懊憹，饥不能食，但头汗出者，栀子豉汤主之。

（229）阳明病，发潮热，大便溏，小便自可，胸胁满不去者，与小柴胡汤。

（230）阳明病，胁下硬满，不大便而呕，舌上白苔者，可与小柴胡汤，上焦得通，津液得下，胃气因和，身濈然汗出而解。

（231）阳明中风，脉弦浮大而短气，腹都满，胁下及心痛，久按之气不通，鼻干不得汗，嗜卧，一身及目悉黄，小便难，有潮热，时时哕，耳前后肿，刺之小差，外不解，病过十日，脉续浮者，与小柴胡汤。

（232）脉但浮，无余证者，与麻黄汤。若不尿，腹满加哕者，不治。

（233）阳明病，自汗出，若发汗，小便自利者，此为津液内竭，虽硬不可攻之，当须自欲大便，宜蜜煎导而通之。若土瓜根及大猪胆汁，皆可为导。

蜜煎方

食蜜（七合）

上一味，于铜器内微火煎，当须凝如饴状，搅之勿令焦著，欲可丸，并手捻作挺，令头锐，大如指，长二寸许。当热时急作，冷则硬。以内谷道中，以手急抱，欲大便时乃去之。疑非仲景意，已试，甚良。

又，大猪胆一枚，泻汁，和少许法醋，以灌谷道内，如一食顷，当大便出宿食恶物，甚效。

（234）阳明病，脉迟，汗出多，微恶寒者，表未解也，可发汗，宜桂枝汤。

（235）阳明病，脉浮，无汗而喘者，发汗则愈，宜麻黄汤。

（236）阳明病，发热汗出者，此为热越，不能发黄也；但头汗出，身无汗，剂颈而还，小便不利，渴引水浆者，此为瘀热在里，身必发黄，茵陈蒿汤主之。

茵陈蒿汤方

茵陈蒿（六两）　栀子（十四枚，擘）　大黄（二两，去皮）

上三味，以水一斗二升，先煮茵陈，减六升，内二味，煮取三升，去滓，分三服。小便当利，尿如皂荚汁状，色正赤，一宿腹减，黄从小便去也。

（237）阳明证，其人喜忘者，必有蓄血，（所以然者，本有久瘀血，故令喜忘）屎虽硬，大便反易，其色必黑者，宜抵当汤下之。

（238）阳明病，下之，心中懊恼而烦，胃中有燥屎者，可攻；腹微满，初头硬，后必溏，不可攻之。若有燥屎者，宜大承气汤。

（239）病人不大便五六日，绕脐痛，烦躁，发作有时者，此有燥屎，故使不大便也。

（240）病人烦热，汗出则解，又如疟状，日晡所发热者，属阳明也，脉实者宜下之，脉浮虚者宜发汗。下之与大承气汤，发汗宜桂枝汤。

（241）大下后，六七日不大便，烦不解，腹满痛者，此有燥屎也，（所以然者，本有宿食故也）宜大承气汤。

（242）病人小便不利，大便乍难乍易，时有微热，喘冒不能卧者，有燥屎也，宜大承气汤。

（243）食谷欲呕，属阳明也，吴茱萸汤主之。得汤反剧者，属上焦也。

吴茱萸汤方

吴茱萸（一升，洗）　人参（三两）　生姜（六两，切）　大枣（十二枚，擘）

上四味，以水七升，煮取二升，去滓，温服七合，日三服。

（244）太阳病，寸缓、关浮、尺弱，其人发热汗出，复恶寒，不呕，但心下痞者，此以医下之也；如其不下者，病人不恶寒而渴者，此转属阳明也；小便数者，大便必硬，不更衣十日，无所苦也；渴欲饮水，少少与之，但以法救之。渴者，宜五苓散。

（245）脉阳微而汗出少者，为自和也；汗出多者，为太过；阳脉实，因发其汗出多者，亦为太过。太过者，为阳绝于里，亡津液，大便因硬也。

（246）脉浮而芤，浮为阳，芤为阴，浮芤相搏，胃气生热，其阳则绝。

（247）趺阳脉浮而涩，浮则胃气强，涩则小便数，浮涩相搏，大便则硬，其脾为约，麻子仁丸主之。

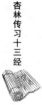

麻子仁丸方

麻子仁（二升）　　芍药（半斤）　　枳实（炙，半斤）　　大黄（去皮，一斤）
厚朴（一尺，炙，去皮）　　杏仁（一升，去皮、尖，熬，别作脂）

上六味，蜜和丸，如梧桐子大，饮服十丸，日三服，渐加，以知为度。

（248）太阳病三日，发汗不解，蒸蒸发热者，属胃也，调胃承气汤主之。

（249）伤寒吐后，腹胀满者，与调胃承气汤。

（250）太阳病，若吐，若下，若发汗后，微烦，小便数，大便因硬者，与小承气汤和之愈。

（251）得病二三日，脉弱，无太阳、柴胡证，烦躁，心下硬；至四五日，虽能食，以小承气汤少少与，微和之，令小安；至六日，与承气汤一升。若不大便六七日，小便少者，虽不受食，但初头硬，后必溏，未定成硬，攻之必溏；须小便利，屎定硬，乃可攻之，宜大承气汤。

（252）伤寒六七日，目中不了了，睛不和，无表里证，大便难，身微热者，此为实也，急下之，宜大承气汤。

（253）阳明病，发热汗多者，急下之，宜大承气汤。

（254）发汗不解，腹满痛者，急下之，宜大承气汤。

（255）腹满不减，减不足言，当下之，宜大承气汤。

（256）阳明少阳合病，必下利，其脉不负者，为顺也（负者，失也。互相克贼，名为负也）；脉滑而数者，有宿食也，当下之，宜大承气汤。

（257）病人无表里证，发热七八日，虽脉浮数者，可下之。假令已下，脉数不解，合热则消谷喜饥，至六七日不大便者，有瘀血，宜抵当汤。

（258）若脉数不解，而下不止，必协热便脓血也。

（259）伤寒发汗已，身目为黄，所以然者，以寒湿在里不解故也，以为不可下也，于寒湿中求之。

（260）伤寒七八日，身黄如橘子色，小便不利，腹微满者，茵陈蒿汤主之。

（261）伤寒身黄发热，栀子柏皮汤主之。

栀子柏皮汤方

肥栀子（十五个，擘）　甘草（一两，炙）　黄柏（二两）

上三味，以水四升，煮取一升半，去滓，分温再服。

（262）伤寒瘀热在里，身必黄，麻黄连轺赤小豆汤主之。

麻黄连轺赤小豆汤方

麻黄（二两，去节）　连轺（二两，连翘根是）　杏仁（四十个，去皮、尖）　赤小豆（一升）　大枣（十二枚，擘）　生梓白皮（一升，切）　生姜（二两，切）　甘草（二两，炙）

上八味，以潦水一斗，先煮麻黄，再沸，去上沫，内诸药，煮取三升，去滓，分温三服，半日服尽。

辨少阳病脉证并治（第263—272条，共10条）

（263）少阳之为病，口苦，咽干，目眩也。

（264）少阳中风，两耳无所闻，目赤，胸中满而烦者，不可吐下，吐下则悸而惊。

（265）伤寒脉弦细，头痛发热者，属少阳。少阳不可发汗，发汗则谵语，此属胃，胃和则愈；胃不和，烦而悸。

（266）本太阳病不解，转入少阳者，胁下硬满，干呕不能食，往来寒热，尚未吐下，脉沉紧者，与小柴胡汤。

（267）若已吐、下、发汗、温针，谵语，柴胡汤证罢，此为坏病，知犯何逆，以法治之。

（268）三阳合病，脉浮大，上关上，但欲眠睡，目合则汗。

（269）伤寒六七日，无大热，其人躁烦者，此为阳去入阴故也。

（270）伤寒三日，三阳为尽，三阴当受邪，其人反能食而不呕，此为三阴不受邪也。

（271）伤寒三日，少阳脉小者，欲已也。

（272）少阳病欲解时，从寅至辰上。

辨太阴病脉证并治 （第273—280条，共8条）

（273）太阴之为病，腹满而吐，食不下，自利益甚，时腹自痛。若下之，必胸下结硬。

（274）太阴中风，四肢烦疼，阳微阴涩而长者，为欲愈。

（275）太阴病欲解时，从亥至丑上。

（276）太阴病，脉浮者，可发汗，宜桂枝汤。

（277）自利不渴者，属太阴，以其脏有寒故也，当温之，宜服四逆辈。

（278）伤寒脉浮而缓，手足自温者，系在太阴。太阴当发身黄，若小便自利者，不能发黄。至七八日，虽暴烦，下利日十余行，必自止，以脾家实，腐秽当去故也。

（279）本太阳病，医反下之，因尔腹满时痛者，属太阴也，桂枝加芍药汤主之；大实痛者，桂枝加大黄汤主之。

桂枝加芍药汤方

桂枝（三两，去皮）　芍药（六两）　甘草（二两，炙）　大枣（十二枚，擘）　生姜（三两，切）

上五味，以水七升，煮取三升，去滓，温分三服。本云桂枝汤，今加芍药。

桂枝加大黄汤方

桂枝（三两，去皮）　大黄（二两）　芍药（六两）　生姜（三两，切）　甘草（二两，炙）　大枣（十二枚，擘）

上六味，以水七升，煮取三升，去滓，温服一升，日三服。

（280）太阴为病，脉弱，其人续自便利，设当行大黄、芍药者，宜减之，以其人胃气弱，易动故也。

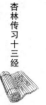

辨少阴病脉证并治（第281—325条，共45条）

（281）少阴之为病，脉微细，但欲寐也。

（282）少阴病，欲吐不吐，心烦，但欲寐，五六日自利而渴者，属少阴也，虚故引水自救，若小便色白者，少阴病形悉具。小便白者，以下焦虚有寒，不能制水，故令色白也。

（283）病人脉阴阳俱紧，反汗出者，亡阳也，此属少阴，法当咽痛而复吐利。

（284）少阴病，咳而下利，谵语者，被火气劫故也，小便必难，以强责少阴汗也。

（285）少阴病，脉细沉数，病为在里，不可发汗。

（286）少阴病，脉微，不可发汗，亡阳故也。阳已虚，尺脉弱涩者，复不可下之。

（287）少阴病脉紧，至七八日自下利，脉暴微，手足反温，脉紧反去者，为欲解也，虽烦，下利必自愈。

（288）少阴病，下利，若利自止，恶寒而蜷卧，手足温者，可治。

（289）少阴病，恶寒而蜷，时自烦，欲去衣被者，可治。

（290）少阴中风，脉阳微阴浮者，为欲愈。

（291）少阴病欲解时，从子至寅上。

（292）少阴病，吐利，手足不逆冷，反发热者，不死。脉不至者，灸少阴七壮。

（293）少阴病八九日，一身手足尽热者，以热在膀胱，必便血也。

（294）少阴病，但厥无汗，而强发之，必动其血，未知从何道出，或从口鼻，或从目出者，是名下厥上竭，为难治。

（295）少阴病，恶寒，身蜷而利，手足逆冷者，不治。

（296）少阴病，吐利，躁烦，四逆者，死。

（297）少阴病，下利止而头眩，时时自冒者，死。

（298）少阴病，四逆，恶寒而身蜷，脉不至，不烦而躁者，死。

（299）少阴病六七日，息高者，死。

（300）少阴病，脉微细沉，但欲卧，汗出不烦，自欲吐，至五六日自利，复烦躁不得卧寐者，死。

（301）少阴病始得之，反发热，脉沉者，麻黄细辛附子汤主之。

麻黄细辛附子汤方

麻黄（二两，去节）　细辛（二两）　附子（一枚，炮，去皮，破八片）

上三味，以水一斗，先煮麻黄，减二升，去上沫；内诸药，煮取三升，去滓，温服一升，日三服。

（302）少阴病，得之二三日，麻黄附子甘草汤微发汗。以二三日无里证，故微发汗也。

麻黄附子甘草汤方

麻黄（二两，去节）　甘草（二两，炙）　附子（一枚，炮，去皮，破八片）

上三味，以水七升，先煮麻黄一两沸，去上沫，内诸药，煮取三升，去滓，温服一升，日三服。

（303）少阴病，得之二三日以上，心中烦，不得卧，黄连阿胶汤主之。

黄连阿胶汤方

黄连（四两）　黄芩（二两）　芍药（二两）　鸡子黄（二枚）　阿胶（三两）

上五味，以水六升，先煮三物，取二升，去滓，内胶，烊尽，小冷，内鸡子黄，搅令相得，温服七合，日三服。

（304）少阴病，得之一二日，口中和，其背恶寒者，当灸之，附子汤主之。

附子汤方

附子（二枚，炮，去皮，破八片）　茯苓（三两）　人参（二两）　白术

（四两）　芍药（三两）

上五味，以水八升，煮取三升，去滓，温服一升，日三服。

（305）少阴病，身体痛，手足寒，骨节痛，脉沉者，附子汤主之。

（306）少阴病，下利，便脓血者，桃花汤主之。

桃花汤方

赤石脂（一斤，一半全用，一半筛末）　干姜（一两）　粳米（一升）

上三味，以水七升，煮米令熟，去滓，温服七合，内赤石脂末方寸匕，日三服。若一服愈，余勿服。

（307）少阴病，二三日至四五日，腹痛，小便不利，下利不止，便脓血者，桃花汤主之。

（308）少阴病，下利，便脓血者，可刺。

（309）少阴病，吐利，手足逆冷，烦躁欲死者，吴茱萸汤主之。

（310）少阴病，下利，咽痛，胸满，心烦，猪肤汤主之。

猪肤汤方

猪肤（一斤）

上一味，以水一斗，煮取五升，去滓，加白蜜一升、白粉五合，熬香，和令相得，温分六服。

（311）少阴病二三日，咽痛者，可与甘草汤；不差者，与桔梗汤。

甘草汤方

甘草（二两）

上一味，以水三升，煮取一升半，去滓，温服七合，日二服。

桔梗汤方

桔梗（一两）　甘草（二两）

上二味，以水三升，煮取一升，去滓，温分再服。

（312）少阴病，咽中伤，生疮，不能语言，声不出者，苦酒汤主之。

苦酒汤方

半夏（洗，破如枣核，十四枚） 鸡子（一枚，去黄，内上苦酒，著鸡子壳中）

上二味，内半夏著苦酒中，以鸡子壳置刀环中，安火上，令三沸，去滓，少少含咽之。不差，更作三剂。

（313）少阴病，咽中痛，半夏散及汤主之。

半夏散及汤方

半夏（洗） 桂枝（去皮） 甘草（炙）

上三味，等分，各别捣筛已，合治之，白饮和服方寸匕，日三服。若不能散服者，以水一升，煎七沸，内散两方寸匕，更煮三沸，下火，令小冷，少少咽之。半夏有毒，不当散服。

（314）少阴病，下利，白通汤主之。

白通汤方

葱白（四茎） 干姜（一两） 附子（生，去皮，破八片，一枚）

上三味，以水三升，煮取一升，去滓，分温再服。

（315）少阴病，下利，脉微者，与白通汤；利不止，厥逆无脉，干呕烦者，白通加猪胆汁汤主之。服汤，脉暴出者死，微续者生。

白通加猪胆汁汤方

葱白（四茎） 干姜（一两） 附子（一枚，生，去皮，破八片） 人尿（五合） 猪胆汁（一合）

上五味，以水三升，煮取一升，去滓，内胆汁、人尿，和令相得，分温再服。若无胆，亦可用。

（316）少阴病，二三日不已，至四五日，腹痛，小便不利，四肢沉重

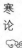

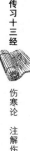
疼痛，自下利者，此为有水气，其人或咳，或小便利，或下利，或呕者，真武汤主之。

真武汤方

茯苓（三两） 芍药（三两） 白术（二两） 生姜（三两，切） 附子（一枚，炮，去皮，破八片）

上五味，以水八升，煮取三升，去滓，温服七合，日三服。若咳者，加五味子半升、细辛一两、干姜一两；若小便利者，去茯苓；若下利者，去芍药，加干姜二两；若呕者，去附子，加生姜，足前为半斤。

（317）少阴病，下利清谷，里寒外热，手足厥逆，脉微欲绝，身反不恶寒，其人面色赤，或腹痛，或干呕，或咽痛，或利止脉不出者，通脉四逆汤主之。

通脉四逆汤方

甘草（二两，炙） 附子（大者一枚，生用，去皮，破八片） 干姜（三两，强人可四两）

上三味，以水三升，煮取一升二合，去滓，分温再服，其脉即出者愈。面色赤者，加葱九茎；腹中痛者，去葱，加芍药二两；呕者，加生姜二两；咽痛者，去芍药，加桔梗一两；利止，脉不出者，去桔梗，加人参二两。病皆与方相应者，乃服之。

（318）少阴病，四逆，其人或咳，或悸，或小便不利，或腹中痛，或泄利下重者，四逆散主之。

四逆散方

甘草（炙） 枳实（破，水渍，炙干） 柴胡 芍药

上四味，各十分，捣筛，白饮和服方寸匕，日三服。咳者，加五味子、干姜各五分，并主下利；悸者，加桂枝五分；小便不利者，加茯苓五分；腹中痛者，加附子一枚，炮令坼；泄利下重者，先以水五升，煮薤白三升，煮取三升，去滓，以散三方寸匕内汤中，煮取一升半，分温再服。

（319）少阴病，下利六七日，咳而呕，渴，心烦不得眠者，猪苓汤主之。

（320）少阴病，得之二三日，口燥咽干者，急下之，宜大承气汤。

（321）少阴病，自利清水，色纯青，心下必痛，口干燥者，可下之，宜大承气汤。

（322）少阴病六七日，腹胀不大便者，急下之，宜大承气汤。

（323）少阴病，脉沉者，急温之，宜四逆汤。

（324）少阴病，饮食入口则吐，心中温温欲吐，复不能吐，始得之，手足寒，脉弦迟者，此胸中实，不可下也，当吐之；若膈上有寒饮，干呕者，不可吐也，当温之，宜四逆汤。

（325）少阴病，下利，脉微涩，呕而汗出，必数更衣，反少者，当温其上，灸之。

辨厥阴病脉证并治（第326—381条，共56条）

（326）厥阴之为病，消渴，气上撞心，心中疼热，饥而不欲食，食则吐蛔。下之，利不止。

（327）厥阴中风，脉微浮，为欲愈；不浮，为未愈。

（328）厥阴病欲解时，从丑至卯上。

（329）厥阴病，渴欲饮水者，少少与之，愈。

（330）诸四逆厥者，不可下之，虚家亦然。

（331）伤寒先厥后发热而利者，必自止，见厥复利。

（332）伤寒，始发热六日，厥反九日而利。凡厥利者，当不能食，今反能食者，恐为除中，（食以索饼，不发热者，知胃气尚在，必愈）恐暴热来出而复去也；后日脉之，其热续在者，期之旦日夜半愈；（所以然者，本发热六日，厥反九日，复发热三日，并前六日，亦为九日，与厥相应，故期之旦日夜半愈）后三日脉之而脉数，其热不罢者，此为热气有余，必发痈脓也。

（333）伤寒脉迟六七日，而反与黄芩汤彻其热，（脉迟为寒，今与黄芩汤复除其热）腹中应冷，当不能食，今反能食，此名除中，必死。

（334）伤寒先厥后发热，下利必自止，而反汗出，咽中痛者，其喉为痹。发热无汗，而利必自止；若不止，必便脓血；便脓血者，其喉不痹。

（335）伤寒一二日至四五日，厥者必发热，前热者后必厥，厥深者热亦深，厥微者热亦微，厥应下之，而反发汗者，必口伤烂赤。

（336）伤寒病，厥五日，热亦五日，设六日当复厥，不厥者自愈。厥终不过五日，以热五日，故知自愈。

（337）凡厥者，阴阳气不相顺接，便为厥。厥者，手足逆冷者是也。

（338）伤寒脉微而厥，至七八日肤冷，其人躁无暂安时者，此为脏厥，非蛔厥也。蛔厥者，其人当吐蛔。今病者静，而复时烦者，此为脏寒，蛔上入其膈，故烦，须臾复止；得食而呕，又烦者，蛔闻食臭出，其人当自吐蛔。蛔厥者，乌梅丸主之，又主久利。

乌梅丸方

乌梅（三百枚）　细辛（六两）　干姜（十两）　黄连（十六两）　当归
（四两）　附子（六两，炮，去皮）　蜀椒（四两，出汗）　桂枝（六两，去皮）
人参（六两）　黄柏（六两）

上十味，异捣筛，合治之。以苦酒渍乌梅一宿，去核，蒸之五斗米下，饭熟捣成泥，和药令相得，内臼中，与蜜杵二千下，丸如梧桐子大。先食饮服十丸，日三服，稍加至二十丸。禁生冷、滑物、臭食等。

（339）伤寒热少厥微，指头寒，嘿嘿不欲食，烦躁。数日，小便利，色白者，此热除也；欲得食，其病为愈；若厥而呕，胸胁烦满者，其后必便血。

（340）病者手足厥冷，言"我不结胸"，小腹满，按之痛者，此冷结在膀胱关元也。

（341）伤寒发热四日，厥反三日，复热四日，厥少热多者，其病当愈。四日至七日，热不除者，其后必便脓血。

（342）伤寒厥四日，热反三日，复厥五日，其病为进。寒多热少，阳气退，故为进也。

（343）伤寒六七日，脉微，手足厥冷，烦躁，灸厥阴，厥不还者，死。

（344）伤寒发热，下利，厥逆，躁不得卧者，死。

（345）伤寒发热，下利至甚，厥不止者，死。

（346）伤寒六七日不利，便发热而利，其人汗出不止者，死，有阴无阳故也。

（347）伤寒五六日，不结胸，腹濡，脉虚复厥者，不可下，此亡血，下之死。

（348）发热而厥，七日，下利者，为难治。

（349）伤寒脉促，手足厥逆，可灸之。

（350）伤寒脉滑而厥者，里有热，白虎汤主之。

（351）手足厥寒，脉细欲绝者，当归四逆汤主之。

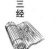

当归四逆汤方

当归（三两）　桂枝（三两，去皮）　芍药（三两）　细辛（三两）　甘草（二两，炙）　通草（二两）　大枣（二十五枚，擘。一法，十二枚）

上七味，以水八升，煮取三升，去滓，温服一升，日三服。

（352）若其人内有久寒者，宜当归四逆加吴茱萸生姜汤。

当归四逆加吴茱萸生姜汤方

当归（三两）　芍药（三两）　甘草（二两，炙）　通草（二两）　桂枝（三两，去皮）　细辛（三两）　生姜（半斤，切）　吴茱萸（二升）　大枣（二十五枚，擘）

上九味，以水六升，清酒六升和，煮取五升，去滓，温分五服。一方，酒、水各四升。

（353）大汗出，热不去，内拘急，四肢疼，又下利，厥逆而恶寒者，四逆汤主之。

（354）大汗，若大下利而厥冷者，四逆汤主之。

（355）病人手足厥冷，脉乍紧者，邪结在胸中。心下满而烦，饥不能食者，病在胸中，当须吐之，宜瓜蒂散。

（356）伤寒厥而心下悸，宜先治水，当服茯苓甘草汤，却治其厥，不尔，水渍入胃，必作利也。

（357）伤寒六七日，大下后，寸脉沉而迟，手足厥逆，下部脉不至，喉咽不利，唾脓血，泄利不止者，为难治，麻黄升麻汤主之。

麻黄升麻汤方

麻黄（二两半，去节）　升麻（一两一分）　当归（一两一分）　知母（十八铢）　黄芩（十八铢）　葳蕤（十八铢。一作菖蒲）　芍药（六铢）　天门冬（六铢，去心）　桂枝（六铢，去皮）　茯苓（六铢）　甘草（六铢，炙）　石膏（六铢，碎，绵裹）　白术（六铢）　干姜（六铢）

上十四味，以水一斗，先煮麻黄一两沸，去上沫，内诸药，煮取三升，去滓，分温三服，相去如炊三斗米顷，令尽，汗出愈。

（358）伤寒四五日，腹中痛，若转气下趣少腹者，此欲自利也。

（359）伤寒本自寒下，医复吐下之，寒格，更逆吐下，若食入口即吐，干姜黄芩黄连人参汤主之。

干姜黄芩黄连人参汤方

干姜　黄芩　黄连　人参（各三两）

上四味，以水六升，煮取二升，去滓，分温再服。

（360）下利，有微热而渴，脉弱者，今自愈。

（361）下利，脉数，有微热汗出，今自愈。设复紧，为未解。

（362）下利，手足厥冷，无脉者，灸之不温，若脉不还，反微喘者，死；少阴负趺阳者，为顺也。

（363）下利，寸脉反浮数，尺中自涩者，必清脓血。

（364）下利清谷，不可攻表，汗出必胀满。

（365）下利，脉沉弦者，下重也；脉大者，为未止；脉微弱数者，为欲自止，虽发热，不死。

（366）下利，脉沉而迟，其人面少赤，身有微热，下利清谷者，必郁冒汗出而解，病人必微厥。所以然者，其面戴阳，下虚故也。

（367）下利，脉数而渴者，今自愈。设不差，必清脓血，以有热故也。

（368）下利后脉绝，手足厥冷，晬时脉还，手足温者，生；脉不还者，死。

（369）伤寒下利日十余行，脉反实者，死。

（370）下利清谷，里寒外热，汗出而厥者，通脉四逆汤主之。

（371）热利下重者，白头翁汤主之。

（372）下利，腹胀满，身体疼痛者，先温其里，乃攻其表。温里宜四逆汤，攻表宜桂枝汤。

（373）下利，欲饮水者，以有热故也，白头翁汤主之。

白头翁汤方

白头翁（二两）　黄柏（三两）　黄连（三两）　秦皮（三两）

上四味，以水七升，煮取二升，去滓，温服一升。不愈，更服一升。

（374）下利，谵语者，有燥屎也，宜小承气汤。

（375）下利后更烦，按之心下濡者，为虚烦也，宜栀子豉汤。

（376）呕家有痈脓者，不可治呕，脓尽自愈。

（377）呕而脉弱，小便复利，身有微热，见厥者难治，四逆汤主之。

（378）干呕，吐涎沫，头痛者，吴茱萸汤主之。

（379）呕而发热者，小柴胡汤主之。

（380）伤寒大吐大下之，极虚，复极汗者，其人外气怫郁，复与之水，以发其汗，因得哕。所以然者，胃中寒冷故也。

（381）伤寒哕而腹满，视其前后，知何部不利，利之即愈。

辨霍乱病脉证并治（第382－391条，共10条）

（382）问曰：病有霍乱者何？答曰：呕吐而利，此名霍乱。

（383）问曰：病发热头痛，身疼恶寒，吐利者，此属何病？答曰：此名霍乱。霍乱自吐下，又利止，复更发热也。

（384）伤寒，其脉微涩者，本是霍乱，今是伤寒，却四五日，至阴经上，转入阴必利。本呕，下利者，不可治也。欲似大便，而反失气，仍不利者，此属阳明也，便必硬，十三日愈。所以然者，经尽故也。下利后，当便硬，硬则能食者愈，今反不能食，到后经中，颇能食，复过一经能食，过之一日当愈。不愈者，不属阳明也。

（385）恶寒脉微而复利，利止，亡血也，四逆加人参汤主之。

四逆加人参汤方

甘草（二两，炙）　附子（一枚，生，去皮，破八片）　干姜（一两半）
人参（一两）

上四味，以水三升，煮取一升二合，去滓，分温再服。

（386）霍乱，头痛，发热，身疼痛，热多欲饮水者，五苓散主之；寒多不用水者，理中丸主之。

理中丸方

人参　干姜　甘草（炙）　白术（各三两）

上四味，捣筛，蜜和为丸，如鸡子黄许大，以沸汤数合，和一丸，研碎，温服之，日三四夜二服。腹中未热，益至三四丸，然不及汤。汤法：以四物，依两数切，用水八升，煮取三升，去滓，温服一升，日三服。若脐上筑者，肾气动也，去术，加桂四两；吐多者，去术，加生姜三两；下多者，还用术；悸者，加茯苓二两；渴欲得水者，加术，足前成四两半；腹中痛者，加人参，足前成四两半；寒者，加干姜，足前成四两半；腹满者，去术，加附子一枚。服汤后，如食顷，饮热粥一升许，微自温，勿发揭衣被。

（387）吐利止而身痛不休者，当消息和解其外，宜桂枝汤小和之。

（388）吐利汗出，发热恶寒，四肢拘急，手足厥冷者，四逆汤主之。

（389）既吐且利，小便复利而大汗出，下利清谷，内寒外热，脉微欲绝者，四逆汤主之。

（390）吐已下断，汗出而厥，四肢拘急不解，脉微欲绝者，通脉四逆加猪胆汁汤主之。

通脉四逆加猪胆汁汤方

甘草（二两，炙）　　干姜（三两，强人可四两）　　附子（大者一枚，生，去皮，破八片）　　猪胆汁（半合）

上四味，以水三升，煮取一升二合，去滓，内猪胆汁，分温再服，其脉即来。无猪胆，以羊胆代之。

（391）吐利，发汗，脉平，小烦者，以新虚不胜谷气故也。

辨阴阳易差后劳复病脉证并治

（第392—398条，共7条）

（392）伤寒阴阳易之为病，其人身体重，少气，少腹里急，或引阴中拘挛，热上冲胸，头重不欲举，眼中生花，膝胫拘急者，烧裈散主之。

烧裈散方

上取妇人中裈近隐处，剪烧灰，以水和，服方寸匕，日三服，小便即利，阴头微肿，则愈。妇人病，取男子裈当烧灰。

（393）大病差后，劳复者，枳实栀子豉汤主之。

枳实栀子豉汤方

枳实（三枚，炙）　栀子（十四个，擘）　豉（一升，绵裹）

上三味，以清浆水七升，空煮，取四升，内枳实、栀子，煮取二升，下豉，更煮五六沸，去滓，温分再服，覆令微似汗。若有宿食者，内大黄如博棋子五六枚，服之愈。

（394）伤寒差以后，更发热，小柴胡汤主之；脉浮者，以汗解之；脉沉实者，以下解之。

（395）大病差后，从腰以下有水气者，牡蛎泽泻散主之。

牡蛎泽泻散方

牡蛎（熬）　泽泻　蜀漆（暖水洗去腥）　葶苈子（熬）　商陆根（熬）
海藻（洗去咸）　栝蒌根（各等分）

上七味，异捣，下筛为散，更于臼中治之，白饮和服方寸匕，日三服。小便利，止后服。

（396）大病差后，喜唾，久不了了，胸上有寒，当以丸药温之，宜理中丸。

（397）伤寒解后，虚羸少气，气逆欲吐，竹叶石膏汤主之。

竹叶石膏汤方

竹叶（二把）　石膏（一斤）　半夏（半升，洗）　麦门冬（一升，去心）人参（二两）　甘草（二两，炙）　粳米（半升）

上七味，以水一斗，煮取六升，去滓，内粳米，煮米熟汤成，去米，温服一升，日三服。

（398）病人脉已解，而日暮微烦，以病新差，人强与谷，脾胃气尚弱，不能消谷，故令微烦，损谷则愈。

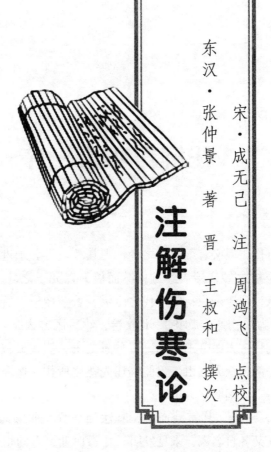

东汉·张仲景 著 晋·王叔和 撰次

宋·成无己 注 周鸿飞 点校

注解伤寒论

《注解伤寒论》序

　　夫前圣有作，后必有继而述之者，则其教乃得著于世矣。医之道，源自炎黄，以至神之妙，始兴经方；继而伊尹以元圣之才，撰成《汤液》。俾黎庶之疾疢，咸遂蠲除；使万代之生灵，普蒙拯济。后汉·张仲景，又广《汤液》，为《伤寒卒病论》十数卷，然后医方大备。兹先圣、后圣，若合符节。至晋·太医令王叔和，以仲景之书，撰次成叙，得为完帙。昔人以仲景方一部为众方之祖，盖能继述先圣之所作，迄今千有余年，不坠于地者，又得王氏阐明之力也。

　　《伤寒论》十卷，其言精而奥，其法简而详，非寡闻浅见所能赜究。后虽有学者，又各自名家，未见发明。仆忝医业，自幼徂老，耽味仲景之书，五十余年矣。虽粗得其门，而近升乎堂，然未入于室，常为之慊然。

　　昨者，邂逅聊摄成公，议论该博，术业精通，而有家学，注成伤寒十卷，出以示仆。其三百九十七法之内，分析异同，彰明隐奥；调陈脉理，区别阴阳；使表里以昭然，俾汗下而灼见。百一十二方之后，通明名号之由，彰显药性之主；十剂轻重之攸分，七精制用之斯见；别气味之所宜，明补泻之所适。又皆引《内经》，旁牵众说，方法之辨，莫不允当，实前贤所未言，后学所未识，是得仲景之深意者也。昔所谓慊然者，今悉达其奥矣！亲睹其书，诚难默默，不揆荒芜，聊序其略。

　　　　　　　　　　　　　　　时甲子中秋日，洛阳严器之序

《伤寒卒病论》集

论曰：余每览越人入虢之诊，望齐侯之色，未尝不慨然叹其才秀也。怪当今居世之士，曾不留神医药，精究方术，上以疗君亲之疾，下以救贫贱之厄，中以保身长全，以养其生；但竞逐荣势，企踵权豪，孜孜汲汲，惟名利是务，崇饰其末，忽弃其本，华其外而悴其内。皮之不存，毛将安附焉？卒然遭邪风之气，婴非常之疾，患及祸至，而方震栗，降志屈节，钦望巫祝，告穷归天，束手受败；赍百年之寿命，持至贵之重器，委付凡医，恣其所措。咄嗟呜呼！厥身已毙，神明消灭，变为异物，幽潜重泉，徒为啼泣。痛夫！举世昏迷，莫能觉悟，不惜其命，若是轻生，彼何荣势之云哉？而进不能爱人知人，退不能爱身知己，遇灾值祸，身居厄地，蒙蒙昧昧，蠢若游魂。哀乎！趋世之士，驰竞浮华，不固根本，忘躯徇物，危若冰谷，至于是也！

余宗族素多，向余二百，建安纪年以来，犹未十稔，其死亡者三分有二，伤寒十居其七。感往昔之沦丧，伤横夭之莫救，乃勤求古训，博采众方，撰用《素问》《九卷》《八十一难》《阴阳大论》《胎胪药录》，并平脉辨证，为《伤寒杂病论》合十六卷。虽未能尽愈诸病，庶可以见病知源。若能寻余所集，思过半矣。

夫天布五行，以运万类，人禀五常，以有五藏。经络府俞，阴阳会通，玄冥幽微，变化难极，自非才高识妙，岂能探其理致哉？上古有神农、黄帝、岐伯、伯高、雷公、少俞、少师、仲文，中世有长桑、扁鹊，汉有公乘阳庆及仓公，下此以往，未之闻也。观今之医，不念思求经旨以演其所知，各承家技，始终顺旧；省疾问病，务在口给；相对斯须，便处汤药；按寸不及尺，握手不及足，人迎趺阳，三部不参；动数发息，不满五十，短期未知决诊，九候曾无仿佛；明堂阙庭，尽不见察，所谓窥管而已。夫欲视死别生，实为难矣！

孔子云：生而知之者上，学则亚之，多闻博识，知之次也。余宿尚方术，请事斯语。

《伤寒论》序

　　夫《伤寒论》，盖祖述大圣人之意，诸家莫其伦拟。故晋·皇甫谧序《甲乙针经》云：伊尹以元圣之才，撰用《神农本草》，以为《汤液》；汉·张仲景论广《汤液》，为数十卷，用之多验；近世太医令王叔和，撰次仲景遗论甚精，皆可施用。是仲景本伊尹之法，伊尹本神农之经，得不谓祖述大圣人之意乎？

　　张仲景，《汉书》无传，见《名医录》云：南阳人，名机，仲景乃其字也。举孝廉，官至长沙太守。始受术于同郡张伯祖。时人言：识用精微，过其师。所著论，其言精而奥，其法简而详，非浅闻寡见者所能及。自仲景于今八百余年，惟王叔和能学之。其间如葛洪、陶弘景、胡洽、徐之才、孙思邈辈，非不才也，但各自名家，而不能修明之。

　　开宝中，节度使高继冲曾编录进上，其文理舛错，未尝考正。历代虽藏之书府，亦阙于雠校。是使治病之流，举天下无或知者。国家诏儒臣校正医书，臣奇续被其选，以为百病之急，无急于伤寒。今先校定张仲景《伤寒论》十卷，总二十二篇，证外合三百九十七法，除重复，定有一百一十二方，今请颁行。

太子右赞善大夫臣高保衡
尚书屯田员外郎臣孙奇
尚书司封郎中秘阁校理臣林亿等谨上

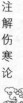

卷 一

辨脉法第一

问曰：脉有阴阳者，何谓也？

答曰：凡脉大、浮、数、动、滑，此名阳也；脉沉、涩、弱、弦、微，此名阴也。凡阴病见阳脉者生，阳病见阴脉者死。

《内经》曰：微妙在脉，不可不察；察之有纪，从阴阳始；始之有经，从五行生。兹首论曰脉之阴阳者，以脉从阴阳始故也；阳脉有五，阴脉有五，以脉从五行生故也。阳道常饶，大、浮、数、动、滑五者，比之平脉也有余，故谓之阳；阴道常乏，沉、涩、弱、弦、微五者，比之平脉也不及，故谓之阴。伤寒之为病，邪在表，则见阳脉；邪在里，则见阴脉。阴病见阳脉而主生者，则邪气自里之表，欲汗而解也，如"厥阴中风，脉微浮，为欲愈；不浮，为未愈"者是也；阳病见阴脉而主死者，则邪气自表入里，正虚邪胜，如"谵言妄语，脉沉细者死"是也。《金匮要略》曰"诸病在外者可治，入里者即死"，此之谓也。

问曰：脉有阳结、阴结者，何以别之？

答曰：其脉浮而数，能食，不大便者，此为实，名曰阳结也。期十七日当剧。其脉沉而迟，不能食，身体重，大便反硬，名曰阴结也。期十四日当剧。

结者，气偏结固，阴阳之气不得而杂之。阴中有阳，阳中有阴，阴阳相杂以为和，不相杂以为结。浮数，阳脉也；能食而不大便，里实也，为阳气结固，阴不得而杂之，是名阳结。沉迟，阴脉也；不能食，身体重，阴病也。阴病见阴脉，则当下利，今大便硬者，为阴气结固，阳不得而杂之，是名阴结。论其数者，伤寒之病，一日太阳，二日阳明，三日少阳，四日太阴，五日少阴，六日厥阴，至六日为传经尽，七日当愈。七日不愈者，谓之再传经。言再传经者，再自太阳而传，至十二日，再至厥阴，为传经尽，十三日当愈。十三日不愈者，谓之过经。言再传过太阳之经，亦以次而传之也。阳结为火，至十七日传少阴水，水能制火，火邪解散则愈；阴结属水，至十四日传阳明土，土能制水，水邪解散则愈。彼邪气结甚，水又不能制火，土又不能制水，故当剧。《内经》曰：一候后则病，二候后则病甚，三候后则病危也。

问曰：病有洒淅恶寒而复发热者何？

答曰：阴脉不足，阳往从之；阳脉不足，阴往乘之。

曰：何谓阳不足？

答曰：假令寸口脉微，名曰阳不足，阴气上入阳中，则洒淅恶寒也。

曰：何谓阴不足？

答曰：假令尺脉弱，名曰阴不足，阳气下陷入阴中，则发热也。

一阴一阳谓之道，偏阴偏阳谓之疾。阴偏不足，则阳得而从之；阳偏不足，则阴得而乘之。阳不足，则阴气上入阳中，为恶寒者，阴胜则寒矣；阴不足，阳气下陷入阴中，为发热者，阳胜则热矣。

阳脉浮，阴脉弱者，则血虚，血虚则筋急也。

阳为气，阴为血。阳脉浮者，卫气强也；阴脉弱者，荣血弱也。《难经》曰：气主呴之，血主濡之。血虚则不能濡润筋络，故筋急也。

其脉沉者，荣气微也。

《内经》云：脉者，血之府也。脉实则血实，脉虚则血虚，此其常也。脉沉者，知荣血内微也。

其脉浮，而汗出如流珠者，卫气衰也。

《针经》云：卫气者，所以温分肉，充皮毛，肥腠理，司开阖者也。脉浮，汗出如流珠者，腠理不密，开阖不司，为卫气外衰也。浮主候卫，沉主候荣，以浮沉别荣卫之衰微，理固然矣。然而衰甚于微，所以于荣言微而卫言衰者，以其汗出如流珠，为阳气外脱，所以卫病甚于荣也。

荣气微者，加烧针，则血留不行，更发热而躁烦也。

卫，阳也；荣，阴也。烧针益阳而损阴。荣气微者，谓阴虚也。《内经》曰：阴虚而内热。方其内热，又加烧针以补阳，不惟两热相合而荣血不行，必更外发热而内躁烦也。

脉蔼蔼如车盖者，名曰阳结也。

蔼蔼如车盖者，大而厌厌聂聂也。为阳气郁结于外，不与阴气和杂也。

脉累累如循长竿者,名曰阴结也。

累累如循长竿者,连连而强直也。为阴气郁结于内,不与阳气和杂也。

脉瞥瞥如羹上肥者,阳气微也。

轻浮而阳微也。

脉萦萦如蜘蛛丝者,阳气衰也。

萦萦,滞也,若萦萦惹惹之不利也。如蜘蛛丝者,至细也。微为阳微,细为阳衰。《脉要》曰"微为气痞",是未至于衰。《内经》曰"细则气少",以至细为阳衰,宜矣。

脉绵绵如泻漆之绝者,亡其血也。

绵绵者,连绵而软也。如泻漆之绝者,前大而后细也。《正理论》曰:天枢开发,精移气变,阴阳交会,胃和脉生,脉复生也。阳气前至,阴气后至,则脉前为阳气,后为阴气。脉来前大后细,为阳气有余而阴气不足,是知亡血。

脉来缓,时一止复来者,名曰结。脉来数,时一止复来者,名曰促。脉,阳盛则促,阴盛则结,此皆病脉。

脉一息四至曰平,一息三至曰迟,小快于迟曰缓,一息六至曰数,时有一止者,阴阳之气不得相续也。阳行也速,阴行也缓。缓以候阴,若阴气胜而阳不能相续,则脉来缓而时一止;数以候阳,若阳气胜而阴不能相续,则脉来数而时一止。伤寒有结代之脉,动而中止,不能自还,为死脉。此结促之脉,止是阴阳偏胜,而时有一止,即非脱绝而止,云此皆病脉。

阴阳相搏,名曰动。阳动则汗出,阴动则发热。形冷恶寒者,此三焦伤也。

动,为阴阳相搏,方其阴阳相搏而虚者,则动。阳动为阳虚,故汗出;阴动为阴虚,故发热也。如不汗出发热,而反形冷恶寒者,三焦伤也。三焦者,原气之别使,主行气于阳。三焦既伤,则阳气不通而微,致身冷而恶寒也。《金匮要略》曰:阳气不通,即身冷。《经》曰:阳微则恶寒。

若数脉见于关上,上下无头尾,如豆大,厥厥动摇者,名曰动也。

《脉经》云:阳出阴入,以关为界。关为阴阳之中也。若数脉见于关上，上下无头尾，如豆大，厥厥动摇者，是阴阳之气相搏也，故名曰动。

阳脉浮大而濡，阴脉浮大而濡，阴脉与阳脉同等者，名曰缓也。

阳脉，寸口也；阴脉，尺中也。上下同等，无有偏胜者，是阴阳之气和缓也，非若迟缓之有邪也。阴阳偏胜者，为结，为促；阴阳相搏者，为动；阴阳气和者，为缓。学者不可不知也。

脉浮而紧者，名曰弦也。弦者，状如弓弦，按之不移也。脉紧者，如转索无常也。

《脉经》云：弦与紧相类。以弦为虚，故虽紧如弦，而按之不移，不移则不足也。《经》曰：弦则为减。以紧为实，是切之如转索无常而不散。《金匮要略》曰：脉紧，如转索无常者，有宿食也。

脉弦而大，弦则为减，大则为芤，减则为寒，芤则为虚，寒虚相搏，此名为革。妇人则半产、漏下，男子则亡血、失精。

弦则为减，减则为寒。寒者，谓阳气少也。大则为芤，芤则为虚。虚者，谓血少不足也。所谓革者，言其既寒且虚，则气血改革，不循常度。男子得之，为真阳减而不能内固，故主亡血、失精；妇人得之，为阴血虚而不能滋养，故主半产、漏下。

问曰：病有战而汗出，因得解者，何也？

答曰：脉浮而紧，按之反芤，此为本虚，故当战而汗出也。其人本虚，是以发战；以脉浮，故当汗出而解也。

浮为阳，紧为阴，芤为虚。阴阳争则战，邪气将出，邪与正争，其人本虚，是以发战。正气胜则战，战已，复发热而大汗解也。

若脉浮而数，按之不芤，此人本不虚，若欲自解，但汗出耳，不发战也。

浮、数，阳也。本实阳胜，邪不能与正争，故不发战也。

问曰：病有不战而汗出解者，何也？

答曰：脉大而浮数，故知不战汗出而解也。

阳胜则热，阴胜则寒，阴阳争则战。脉大而浮数，皆阳也。阳气全胜，阴无所争，何战之有？

问曰：病有不战、不汗出而解者，何也？

答曰：其脉自微，此以曾经发汗、若吐、若下、若亡血，以内无津液，此阴阳自和，必自愈，故不战、不汗出而解也。

脉微者，邪气微也。邪气已微，正气又弱，脉所以微。既经发汗、吐、下、亡阳、亡血，内无津液，则不能作汗，得阴阳气和而自愈也。

问曰：伤寒三日，脉浮数而微，病人身凉和者，何也？

答曰：此为欲解也。解以夜半。脉浮而解者，濈然汗出也；脉数而解者，必能食也；脉微而解者，必大汗出也。

伤寒三日，阳去入阴之时，病人身热，脉浮数而大，邪气传也；若身凉和，脉浮数而微者，则邪气不传而欲解也。解以夜半者，阳生于子也。脉浮，主濈然汗出而解者，邪从外散也；脉数，主能食而解者，胃气和也；脉微，主大汗出而解者，邪气微也。

问曰：脉病，欲知愈未愈者，何以别之？

答曰：寸口、关上、尺中三处，大小、浮沉、迟数同等，虽有寒热不解者，此脉阴阳为和平，虽剧，当愈。

三部脉均等，即正气已和，虽有余邪，何害之有？立夏，得洪大脉，是其本位，其人病身体苦疼重者，须发其汗；若明日身不疼不重者，不须发汗；若汗濈濈自出者，明日便解矣。何以言之？立夏得洪大脉，是其时脉，故使然也。四时仿此。

脉来应时，为正气内固，虽外感邪气，但微自汗出而亦解尔。《内经》曰：脉得四时之顺者，病无他。

问曰：凡病，欲知何时得？何时愈？

答曰：假令夜半得病，明日日中愈；日中得病，夜半愈。何以言之？日中得病，夜半愈者，以阳得阴则解也；夜半得病，明日日中愈者，以阴得阳则解也。

日中得病者，阳受之；夜半得病者，阴受之。阳不和，得阴则和，是解以夜半；阴不和，得阳则和，是解以日中。《经》曰：用阳和阴，用阴和阳。

寸口脉，浮为在表，沉为在里，数为在府，迟为在藏。假令脉迟，此为在藏也。

《经》曰：诸阳浮数为乘府，诸阴迟涩为乘藏。

趺阳脉浮而涩，少阴脉如经也，其病在脾，法当下利。何以知之？若脉浮大者，气实血虚也。今趺阳脉浮而涩，故知脾气不足，胃气虚也。以少阴脉弦而浮，才见此为调脉，故称如经也。若反滑而数者，故知当屎脓也。

趺阳者，胃之脉。诊得浮而涩者，脾胃不足也。浮者以为气实，涩者以为血虚者，此非也。《经》曰：脉浮而大，浮为气实，大为血虚。若脉浮大，当为气实血虚。今趺阳脉浮而涩，浮则胃虚，涩则脾寒，脾胃虚寒，则谷不消而水不别，法当下利。少阴，肾脉也。肾为肺之子，为肝之母。浮为肺脉，弦为肝脉，少阴脉弦而浮，为子母相生，故云调脉。若滑而数者，则客热在下焦，使血流腐而为脓，故屎脓也。

寸口脉浮而紧，浮则为风，紧则为寒，风则伤卫，寒则伤荣，荣卫俱病，骨节烦疼，当发其汗也。

《脉经》云：风伤阳，寒伤阴。卫为阳，荣为阴，风为阳，寒为阴，各从其类而伤也，《易》曰"水流湿，火就燥"者是矣！卫得风则热，荣得寒则痛，荣卫俱病，故致骨节烦疼，当与麻黄汤发汗则愈。

趺阳脉迟而缓，胃气如经也。趺阳脉浮而数，浮则伤胃，数则动脾，此非本病，医特下之所为也。荣卫内陷，其数先微，脉反但浮，其人必大便硬，气噫而除。何以言之？本以数脉动脾，其数先微，故知脾气不治，大便硬，气噫而除。今脉反浮，其数先微，邪气独留，心中则饥，邪热不杀谷，潮热发渴，数脉当迟缓，脉因前后度数如法，病者则饥。数脉不时，则生恶疮也。

经，常也。趺阳之脉，以候脾胃，故迟缓之脉为常。若脉浮数，则为医妄下，伤胃动脾，邪气乘虚内陷也。邪在表则见阳脉，邪在里则见阴脉。邪在表之时，脉浮而数也，因下里虚，荣卫内陷，邪客于脾，以数则动脾。今数先微，则是脾邪先陷于里也，胃虚脾热，津液干少，大便必硬。《针经》曰：脾病善噫，得后出余气，则快然而衰。今脾客邪热，故气噫而除。脾能消磨水谷，今邪气独留于脾，脾气不治，心中虽饥，而不能杀谷也。脾主为胃行其津液，脾为热烁，故潮热而发渴也。趺阳之脉，本迟而缓，因下之后，变为浮数，荣卫内陷，数复改微，是脉因前后度数如法，邪热内陷于脾，而心中善饥也。数脉不时者，为数当改微而复不微，如此则是邪气不传于里，但郁于荣卫之中，必出自肌皮，为恶疮也。

师曰：病人脉微而涩者，此为医所病也，大发其汗，又数大下之，其人亡血，病当恶寒，后乃发热，无休止时。夏月盛热，欲着复衣；冬月盛寒，欲裸其身。所以然者，阳微则恶寒，阴弱则发热。此医发其汗，令阳气微；又大下之，令阴气弱。五月之时，阳气在表，胃中虚冷，以阳气内微，不能胜冷，故欲着复衣；十一月之时，阳气在里，胃中烦热，以阴气内弱，不能胜热，故欲裸其身。又，阴脉迟涩，故知血亡也。

微为亡阳，涩则无血。不当汗而强与汗之者，令阳气微，阴气上入阳中，则恶寒，故曰阳微则恶寒。不当下而强与下之者，令阴气弱，阳气下陷入阴中，则发热，故曰阴弱则发热。气为阳，血为阴，阳脉以候气，阴脉以候血。阴脉迟涩，为荣血不足，故知亡血。《经》曰：尺脉迟者，不可发汗，以荣气不足，血少故也。

脉浮而大，心下反硬，有热属藏者，攻之，不令发汗。

浮大之脉，当责邪在表，若心下反硬者，则热已甚而内结也。有热属藏者，为别无虚寒，而但见里热也。藏属阴，为悉在里，故可下之。攻之，谓下之也。不可谓脉浮大，更与发汗。《病源》曰：热毒气乘心，心下痞满，此为有实，宜速下之。

属府者，不令溲数。溲数则大便硬，汗多则热愈，汗少则便难，脉迟尚未可攻。

虽心下硬，若余无里证，但见表证者，为病在阳，谓之属府，当先解表，然后攻痞。溲，小便也。勿为饮结而利小便，使其溲数，大便必硬也。《经》曰"小便数者，大便必硬"，谓走其津液也。汗多则邪气除而热愈，汗少则邪热不尽，又走其津液，必便难也。硬家当下，设脉迟，则未可攻，以迟为不足，即里气未实故也。

脉浮而洪，身汗如油，喘而不休，水浆不下，形体不仁，乍静乍乱，此为命绝也。

病有不可治者，为邪气胜于正气也。《内经》曰：大则邪至。又曰：大则病进。脉浮而洪者，邪气胜也；身汗如油，喘而不休者，正气脱也；四时以胃气为本，水浆不下者，胃气尽也；一身以荣卫为充，形体不仁者，荣卫绝也；不仁，为痛痒俱不知也。《针经》曰：荣卫不行，故为不仁。争则乱，安则静，乍静乍乱者，正与邪争，正负邪胜也。正气已脱，胃气又尽，荣卫俱绝，邪气独胜，故曰命绝也。

又未知何藏先受其灾，若汗出发润，喘不休者，此为肺先绝也。

肺为气之主，为津液之帅。汗出发润者，津脱也；喘不休者，气脱也。

阳反独留，形体如烟熏，直视摇头，此心绝也。

肺主气，心主血，气为阳，血为阴。阳反独留者，则为身体大热，是血先绝而气独在也。形体如烟熏者，为身无精华，是血绝不荣于身也。心脉侠咽系目，直视者，心经绝也。头为诸阳之会，摇头者，阴绝而阳无根也。

唇吻反青，四肢漐习者，此为肝绝也。

唇吻者，脾之候。肝色青，肝绝则真色见于所胜之部也。四肢者，脾所主。肝主筋，肝绝则筋脉引急，发于所胜之分也。漐习者，为振动，若搐搦，手足时时引缩也。

环口黧黑，柔汗发黄者，此为脾绝也。

脾主口唇，绝则精华去，故环口黧黑。柔为阴，柔汗，冷汗也。脾胃为津液之本，阳气之宗，柔汗发黄者，脾绝而阳脱，真色见也。

溲便遗失，狂言，目反直视者，此为肾绝也。

肾司开阖，禁固便溺。溲便遗失者，肾绝不能约制也。肾藏志，狂言者，志不守也。《内经》曰：狂言者，是失志矣。失志者死。《针经》曰：五藏之精气皆上注于目，骨之精为瞳子。目反直视者，肾绝则骨之精不荣于瞳子，而瞳子不转也。

又，未知何藏阴阳前绝，若阳气前绝，阴气后竭者，其人死，身色必青；阴气前绝，阳气后竭者，其人死，身色必赤，腋下温，心下热也。

阳主热而色赤，阴主寒而色青。其人死也，身色青，则阴未离乎体，故曰阴气后竭；身色赤，腋下温，心下热，则阳未离乎体，故曰阳气后竭。《针经》云"人有两死，而无两生"，此之谓也。

寸口脉浮大，而医反下之，此为大逆。浮则无血，大则为寒，寒气相搏，则为肠鸣。医乃不知，而反饮冷水，令汗大出，水得寒气，冷必相搏，其人即饲。

《经》云：脉浮大，应发汗，若反下之，为大逆。浮大之脉，邪在表也，当发其汗；若反下之，是攻其正气，邪气得以深入，故为大逆。浮则无血者，下后亡血也；大则为寒者，邪气独在也。寒邪因里虚而入，寒气相搏，乃为肠鸣。医见脉大，以为有热，饮以冷水，欲令水寒胜热而作大汗，里先虚寒，又得冷水，水寒相搏，使中焦之气涩滞，故令饲也。

跌阳脉浮，浮则为虚，浮虚相搏，故令气饲，言胃气虚竭也。脉滑则为哕。此为医咎，责虚取实，守空迫血，脉浮、鼻中燥者，必衄也。

跌阳脉浮为饲，脉滑为哕，皆医之咎，责虚取实之过也。《内经》曰：阴在内，阳之守也；阳在外，阴之使也。发汗攻阳，亡津液，而阳气不足者，谓之守空。《经》曰：表气微虚，里气不守，故使邪中于阴也。阳不为阴守，邪气因得而入之，内搏阴血，阴失所守，血乃妄行，未知从何道而出，若脉浮、鼻燥者，知血必从鼻中出也。

诸脉浮数，当发热，而洒淅恶寒，若有痛处，饮食如常者，蓄积有脓也。

浮数之脉，主邪在经，当发热；而洒淅恶寒，病人一身尽痛，不欲饮食者，伤寒也。若虽发热，恶寒而痛，偏着一处，饮食如常者，即非伤寒，是邪气郁结于经络之间，血气壅遏不通，欲蓄聚而成痈脓也。

脉浮而迟，面热赤而战惕者，六七日当汗出而解；反发热者，差迟。迟为无阳，不能作汗，其身必痒也。

脉浮，面热赤者，邪气外浮于表也；脉迟，战惕者，本气不足也。六七日为传经尽，当汗出而解之时。若当汗不汗，反发热者，为里虚，津液不多，不能作汗。既不汗，邪无从出，是以差迟。发热为邪气浮于皮肤，必作身痒也。《经》曰：以其不能得小汗出，故其身必痒也。

寸口脉阴阳俱紧者，法当清邪中于上焦，浊邪中于下焦。清邪中上，名曰洁也；浊邪中下，名曰浑也。阴中于邪，必内栗也。表气微虚，里气不守，故使邪中于阴也。阳中于邪，必发热头痛、项强颈挛、腰痛胫酸，所为阳中雾露之气，故曰清邪中上。浊邪中下，阴气为栗，足膝逆冷、便溺妄出，表气微虚，里气微急，三焦相溷，内外不通，上焦怫郁，藏气相熏，口烂食断也。中焦不治，胃气上冲，脾气不转，胃中为浊，荣卫不通，血凝不流。若卫气前通者，小便赤黄，与热相搏，因热作使，游于经络，出入藏府，热气所过，则为痈脓。若阴气前通者，阳气厥微，阴无所使，客气内入，嚏而出之，声嗢咽塞，寒厥相逐，为热所拥，血凝自下，状如豚肝。阴阳俱厥，脾气独弱，五液注下，下焦不阖，清便下重，令便数、难，脐筑湫痛，命将难全。

浮为阳，沉为阴。阳脉紧，则雾露之气中于上焦；阴脉紧，则寒邪中于下焦。上焦者，太阳也；下焦者，少阴也。发热头痛、项强颈挛、腰疼胫酸者，雾露之气中于太阳之经也；浊邪中下，阴气为栗，足胫逆冷、便溺妄出者，寒邪中于少阴也。因表气微虚，邪入而客之，又里气不守，邪乘里弱，遂中于阴，阴虚遇邪，内为惧栗，致气微急矣。《内经》曰：阳病者，上行极而下；阴病者，下行极而上。此上焦之邪，甚则下干中焦；下焦之邪，甚则上干中焦，由是三焦溷乱也。

三焦主持诸气。三焦既相溷乱，则内外之气俱不得通。膻中为阳气之海，气因不得通于内外，怫郁于上焦而为热，与藏相熏，口烂食断。《内经》曰：隔热不便，上为口糜。中焦为上、下二焦之邪溷乱，则不得平治，中焦在胃之中，中焦失治，胃气因上冲也。脾，坤也，坤助胃气，消磨水谷。脾气不转，则胃中水谷不得磨消，故胃中浊也。《金匮要略》曰：谷气不消，胃中苦浊。

荣者，水谷之精气也；卫者，水谷之悍气也。气不能布散，致荣卫不通，血凝不流。卫气者，阳气也；荣血者，阴气也。阳主为热，阴主为寒。卫气前通者，阳气先通，而热气得行也。《内经》曰：膀胱者，津液藏焉，化则能出。以小便赤黄，知卫气前通也。热气与胃气相搏而行，出入藏府，游于经络，经络客热，则血凝肉腐而为痈脓，此见其热气得行。

若阴气前通者，则不然。阳在外，为阴之使，因阳气厥微，阴无所使，遂阴气前通也。《内经》曰：阳气者，卫外而为固。阳气厥微，则不能卫外，寒气因而客之。鼻者肺之候，肺主声。寒气内入者，客于肺经，则嚏而出之，声嗢咽塞。寒者，外邪也；厥者，内邪也。外内之邪合并，相逐为热，则血凝不流，今为热所拥，使血凝自下，如豚肝也。

上焦阳气厥，下焦阴气厥，二气俱厥，不相顺接，则脾气独弱，不能行化气血，滋养五藏，致五藏俱虚，而五液注下。《针经》曰：五藏不和，使液溢而下流于阴。阖，合也。清，圊也。下焦气脱而不合，故数便而下重。脐为生气之原，脐筑湫痛，则生气欲绝，故曰命将难全。

脉阴阳俱紧者，口中气出，唇口干燥，蜷卧足冷，鼻中涕出，舌上苔滑，勿妄治也。到七日已来，其人微发热，手足温者，此为欲解；或到八日已上，反大发热者，此为难治。设使恶寒者，必欲呕也；腹内痛者，必欲利也。

脉阴阳俱紧，为表里客寒，寒为阴，得阳则解。口中气出，唇口干燥者，阳气渐复，正气方温也。虽尔，然而阴未尽散，蜷卧足冷，鼻中涕出，舌上滑苔，知阴犹在也。方阴阳未分之时，不可妄治，以偏阴阳之气。到七日以来，其人微发热，手足温者，为阴气已绝，阳气得复，是为欲解。若过七日不解，到八日以上反发大热者，为阴极变热，邪气胜正，故云难治。阳脉紧者，寒邪发于上焦，上焦主外也；阴脉紧者，寒邪发于下焦，下焦主内也。设使恶寒者，上焦寒气胜，是必欲呕也；复内痛者，下焦寒气胜，是必欲利也。

脉阴阳俱紧，至于吐利，其脉独不解，紧去人安，此为欲解。若脉迟至六七日，不欲食，此为晚发，水停故也，为未解；食自可者，为欲解。

脉阴阳俱紧，为寒气甚于上下。至于吐利之后，紧脉不罢者，为其脉独不解。紧去则人安，为欲解。若脉迟至六七日，不欲食者，为吐利后脾胃大虚。《内经》曰：饮入于胃，游溢精气，上输于脾，脾气散精，上归于肺，通调水道，下输膀胱，水精四布，五经并行。脾胃气强，则能输散水饮之气；若脾胃气虚，则水饮内停也。所谓晚发者，后来之疾也。若至六七日而欲食者，则脾胃已和，寒邪已散，故云欲解。

病六七日，手足三部脉皆至，大烦而口噤不能言，其人躁扰者，必欲解也。

烦，热也。传经之时，病人身大烦，口噤不能言，内作躁扰，则阴阳争胜。若手足三部脉皆至，为正气胜，邪气微，阳气复，寒气散，必欲解也。

若脉和，其人大烦，目重，睑内际黄者，此为欲解也。

《脉经》曰：病人两目眦有黄色起者，其病方愈。病以脉为主，若目黄大烦，脉不和者，邪胜也，其病为进；目黄大烦，而脉和者，为正气已和，故云欲解。

脉浮而数，浮为风，数为虚，风为热，虚为寒，风虚相搏，则洒淅恶寒也。

《内经》曰：有者为实，无者为虚。气并则无血，血并则无气。风则伤卫，数则无血。浮数之脉，风邪并于卫，卫胜则荣虚也。卫为阳，风搏于卫，所以为热；荣为阴，荣气虚，所以为寒。风并于卫者，发热恶寒之证具矣。

脉浮而滑，浮为阳，滑为实，阳实相搏，其脉数疾，卫气失度，浮滑之脉数疾，发热汗出者，此为不治。

浮为邪气并于卫，而卫气胜；滑为邪气并于荣，而荣气实。邪气胜实，拥于荣卫，则荣卫行速，故脉数疾。一息六至曰数。平人脉一息四至，卫气行六寸，今一息六至，则卫气行九寸，计过平人之半，是脉数疾，知卫气失其常度也。浮滑数疾之脉，发热汗出而当解；若不解者，精气脱也，必不可治。《经》曰：脉阴阳俱盛，大汗出，不解者死。

伤寒咳逆上气，其脉散者死，谓其形损故也。

《千金方》云：以喘嗽为咳逆，上气者肺病，散者心脉，是心火刑于肺金也。《内经》曰：心之肺，谓之死阴，死阴之属，不过三日而死。以形见其损伤故也。

平脉法第二

问曰：脉有三部，阴阳相乘，荣卫血气，在人体躯。呼吸出入，上下于中，因息游布，津液流通。随时动作，效象形容，春弦秋浮，冬沉夏洪。察色观脉，大小不同，一时之间，变无经常。尺寸参差，或短或长，上下乘错，或存或亡。病辄改易，进退低昂，心迷意惑，动失纪纲。愿为具陈，令得分明。

师曰：子之所问，道之根源。脉有三部，尺寸及关。

寸为上部，关为中部，尺为下部。

荣卫流行，不失衡铨。

衡铨者，称也，可以称量轻重。《内经》曰：春应中规，夏应中矩，秋应中衡，冬应中权。荣行脉中，卫行脉外，荣卫与脉相随，上下应四时，不失其常度。

肾沉心洪，肺浮肝弦，此自经常，不失铢分。

肾，北方，水，王于冬，而脉沉。心，南方，火，王于夏，而脉洪。肺，西方，金，王于秋，而脉浮。肝，东方，木，王于春，而脉弦。此为经常，铢分之不差也。

出入升降，漏刻周旋，水下二刻，一周循环。

人身之脉，计长一十六丈二尺，一呼脉行三寸，一吸脉行三寸，一呼一吸为一息，脉行六寸。一日一夜，漏水下百刻，人一万三千五百息，脉行八百一十丈，五十度周于身。则一刻之中，人一百三十五息，脉行八丈一尺；水下二刻，人二百七十息，脉行一十六丈二尺，一周于身也。脉经之行，终而复始，若循环之无端也。

当复寸口，虚实见焉。

脉经之始，从中焦注于手太阴寸口，二百七十息，脉行一周身，复还至于寸口。寸口为脉之经始，故以诊视虚实焉。《经》曰：虚实死生之要，皆见于寸口之中。

变化相乘，阴阳相干。风则浮虚，寒则牢坚。沉潜水蓄，支饮急弦。动则为痛，数则热烦。

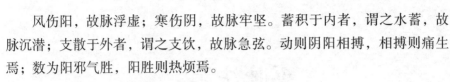

　　风伤阳，故脉浮虚；寒伤阴，故脉牢坚。蓄积于内者，谓之水蓄，故脉沉潜；支散于外者，谓之支饮，故脉急弦。动则阴阳相搏，相搏则痛生焉；数为阳邪气胜，阳胜则热烦焉。

　　设有不应，知变所缘，三部不同，病各异端。

　　脉与病不相应者，必缘传变之所致，三部以候五藏之气，随部察其虚实焉。

　　太过可怪，不及亦然。邪不空见，中必有奸。审察表里，三焦别焉。知其所舍，消息诊看。料度府藏，独见若神。为子条记，传与贤人。

　　太过、不及之脉，皆有邪气干于正气，审看在表在里，入府入藏，随其所舍而治之。

　　师曰：呼吸者，脉之头也。

　　《难经》曰：一呼脉行三寸，一吸脉行三寸。以脉随呼吸而行，故言脉之头也。

　　初持脉，来疾去迟，此出疾入迟，名曰内虚外实也。初持脉，来迟去疾，此出迟入疾，名曰内实外虚也。

　　外为阳，内为阴。《内经》曰：来者为阳，去者为阴。是出以候外，入以候内。疾为有余，有余则实；迟为不足，不足则虚。来疾去迟者，阳有余而阴不足，故曰内虚外实；来迟去疾者，阳不足而阴有余，故曰内实外虚。

　　问曰：上工望而知之，中工问而知之，下工脉而知之，愿闻其说。

　　师曰：病家人请云"病人若发热，身体疼"，病人自卧，师到，诊其脉沉而迟者，知其差也。何以知之？表有病者，脉当浮大，今脉反沉迟，故知愈也。

　　望以观其形证，问以知其所苦，脉以别其表里。病苦发热、身疼，邪在表也，当卧不安而脉浮数，今病人自卧而脉沉迟者，表邪缓也，是有里脉而无表证，则知表邪当愈也。

　　假令病人云"腹内卒痛"，病人自坐，师到，脉之浮而大者，知其差也。何以知之？若里有病者，脉当沉而细，今脉浮大，故知愈也。

　　腹痛者，里寒也。痛甚则不能起，而脉沉细。今病人自坐，而脉浮大者，里寒散也，是有表脉而无里证也，则知里邪当愈。是望证、问病、切脉三者，相参而得之，可为十全之医。《针经》曰：知一为上，知二为神，知三神且明矣。

师曰：病家人来请云"病人发热烦极"，明日师到，病人向壁卧，此热已去也。设令脉不和，处言已愈。

发热烦极，则不能静卧，今向壁静卧，知热已去。

设令向壁卧，闻师到，不惊起而盼视，若三言三止，脉之，咽唾者，此诈病也。设令脉自和，处言汝病大重，当须服吐下药，针灸数十百处，乃愈。

诈病者，非善人，以言恐之，使其畏惧则愈。医者意也，此其是欤？

师持脉，病人欠者，无病也。

《针经》曰：阳引而上，阴引而下，阴阳相引，故欠。阴阳不相引则病，阴阳相引则和。是欠者，无病也。

脉之，呻者，病也。

呻，为呻吟之声，身有所苦则然也。

言迟者，风也。

风客于中，则经络急，舌强难运用也。

摇头言者，里痛也。

里有病，欲言则头为之战摇。

行迟者，表强也。

表强者，由筋络引急，而行步不利也。

坐而伏者，短气也。

短气者，里不和也，故坐而喜伏。

坐而下一脚者，腰痛也。

《内经》曰：腰者，身之大关节也。腰痛为大关节不利，故坐不能正，下一脚，以缓腰中之痛也。

里实护腹，如怀卵物者，心痛也。

心痛则不能伸仰，护腹以按其痛。

师曰：伏气之病，以意候之。今月之内，欲有伏气。假令旧有伏气，当须脉之。若脉微弱者，当喉中痛似伤，非喉痹也。病人云"实咽中痛"，虽尔，今复欲下利。

冬时感寒，伏藏于经中，不即发者，谓之伏气。至春分之时，伏寒欲发，故云今月之内，欲有伏气。假令伏气已发，当须脉之，审在何经。得脉微弱者，知邪在少阴。少阴之脉，循喉咙，寒气客之，必发咽痛；肾司开阖，少阴治在下焦，寒邪内甚，则开阖不治，下焦不约，必成下利。故云虽尔咽痛，复欲下利。

问曰：人病恐怖者，其脉何状？

师曰：脉形如循丝累累然，其面白脱色也。

《内经》曰：血气者，人之神。恐怖者，血气不足，而神气弱也。脉形似循丝累累然，面白脱色者，《针经》曰：血夺者，色夭然不泽。其脉空虚，是知恐怖，为血气不足。

问曰：人不饮，其脉何类？

师曰：其脉自涩，唇口干燥也。

涩为阴，虽主亡津液而唇口干燥，以阴为主内，故不饮也。

问曰：人愧者，其脉何类？

师曰：脉浮，而面色乍白乍赤。

愧者，羞也。愧则神气怯弱，故脉浮，而面色变改不常也。

问曰：经说"脉有三菽、六菽重者"，何谓也？

师曰：脉者，人以指按之，如三菽之重者，肺气也；如六菽之重者，心气也；如九菽之重者，脾气也；如十二菽之重者，肝气也；按之至骨者，肾气也。

菽，豆也。《难经》曰：如三菽之重，与皮毛相得者，肺部也；如六菽之重，与血脉相得者，心部也；如九菽之重，与肌肉相得者，脾部也；如十二菽之重，与筋平者，肝部也；按之至骨，举指来疾者，肾部也。各随所主之分，以候藏气。

假令下利，寸口、关上、尺中悉不见脉，然尺中时一小见，脉再举头者，肾气也。若见损脉来至，为难治。

《脉经》曰：冷气在胃中，故令脉不通。下利不见脉，则冷气客于脾胃。今尺中时一小见，为脾虚肾气所乘；脉再举头者，脾为肾所乘也。若尺中之脉更或减损，为肾气亦衰，脾复胜之，鬼贼相刑，故云难治，是脾胜不应时也。

问曰：脉有相乘，有纵有横，有逆有顺，何也？

师曰：水行乘火，金行乘木，名曰纵；火行乘水，木行乘金，名曰横；水行乘金，火行乘木，名曰逆；金行乘水，木行乘火，名曰顺也。

金胜木，水胜火。纵者，言纵任其气，乘其所胜；横者，言其气横逆，反乘所不胜也。纵横，与恣纵、恣横之义通。水为金子，火为木子，子行乘母，其气逆也；母行乘子，其气顺也。

问曰：脉有残贼，何谓也？

师曰：脉有弦、紧、浮、滑、沉、涩，此六者名曰残贼，能为诸脉作病也。

为人病者，名曰八邪，风寒暑湿伤于外也，饥饱劳逸伤于内也。经脉者，荣卫也。荣卫者，阴阳也。其为诸经脉作病者，必由风寒暑湿伤于荣卫，客于阴阳之中，风则脉浮，寒则脉紧，中暑则脉滑，中湿则脉涩，伤于阴则脉沉，伤于阳则脉浮。所以谓之残贼者，伤良曰残，害良曰贼，以能伤害正气也。

问曰：脉有灾怪，何谓也？

师曰：假令人病，脉得太阳，与形证相应，因为作汤。比还送汤，如食顷，病人乃大吐，若下利，腹中痛。

师曰：我前来不见此证，今乃变异，是名灾怪。

又问曰：何缘作此吐利？

答曰：或有旧时服药，今乃发作，故名灾怪耳。

医以脉证与药相对而反变异，为其灾可怪，故名灾怪。

问曰：东方肝脉，其形何似？

师曰：肝者，木也，名厥阴，其脉微弦，濡弱而长，是肝脉也。肝病自得濡弱者，愈也。

《难经》曰：春脉弦者，肝，东方，木也，万物始生，未有枝叶，故脉来濡弱而长，故曰弦。是肝之平脉，肝病得此脉者，为肝气已和也。

假令得纯弦脉者，死。何以知之？以其脉如弦直，是肝藏伤，故知死也。

纯弦者，为如弦直而不软，是中无胃气，为真藏之脉。《内经》曰：死肝脉来，急益劲，如新张弓弦。

南方心脉，其形何似？

师曰：心者，火也，名少阴，其脉洪大而长，是心脉也。心病自得洪大者，愈也。

心王于夏，夏则阳外胜，气血淖溢，故其脉来洪大而长也。

假令脉来微去大，故名反，病在里也；脉来头小本大者，故名复，病在表也。上微头小者，则汗出；下微本大者，则为关格不通，不得尿。头无汗者可治，有汗者死。

心脉来盛去衰为平，来微去大是反本脉。《内经》曰：大则邪至，小则平。微为正气，大为邪气。来以候表，来微则知表和；去以候里，去大则知里病。《内经》曰：心脉来不盛，去反盛，此为不及，病在中。头小本大者，即前小后大也。小为正气，大为邪气，则邪气先在里，今复还于表，故名曰复。不云去，而止云来者，是知在表。《脉经》曰：在上为表，在下为里。汗者，心之液。上微，为浮之而微；头小，为前小，则表中气虚，故主汗出。下微，沉之而微；本大，为后大，沉则在里，大则病进。《内经》曰：心为牡藏，小肠为之使。今邪甚下行，格闭小肠，使正气不通，故不得尿，名曰关格。《脉经》曰：阳气上出，汗见于头。今关格，正气不通，加之头有汗者，则阳气不得下通而上脱也；其无汗者，虽作关格，然阳未衰，而犹可治。

西方肺脉，其形何似？

师曰：肺者，金也，名太阴，其脉毛浮也，肺病自得此脉，若得缓迟者，皆愈；若得数者，则剧。何以知之？数者，南方火，火克西方金，法当痈肿，为难治也。

轻虚浮曰毛，肺之平脉也；缓迟者，脾之脉。脾为肺之母，以子母相生，故云皆愈。数者，心之脉，火克金，为鬼贼相刑，故剧。肺主皮毛，数则为热，热客皮肤，留而不去，则为痈疡。《经》曰：数脉不时，则生恶疮。

问曰：二月得毛浮脉，何以处言"至秋当死"？

师曰：二月之时，脉当濡弱，反得毛浮者，故知至秋死。二月肝用事，肝脉属木，应濡弱，反得毛浮者，是肺脉也。肺属金，金来克木，故知至秋死。他皆仿此。

当春时反见秋脉，为金气乘木，肺来克肝，夺王脉而见，至秋肺王，肝气则绝，故知至秋死也。

师曰：脉，肥人责浮，瘦人责沉。肥人当沉，今反浮；瘦人当浮，今反沉，故责之。

肥人肌肤厚，其脉当沉；瘦人肌肤薄，其脉当浮。今肥人脉反浮，瘦人脉反沉，必有邪气相干，使脉反常，故当责之。

师曰：寸脉下不至关，为阳绝；尺脉上不至关，为阴绝。此皆不治，决死也。若计其余命死生之期，期以月节克之也。

《脉经》曰：阳生于寸，动于尺；阴生于尺，动于寸。寸脉下不至关者，为阳绝，不能下应于尺也；尺脉上不至关者，为阴绝，不能上应于寸也。《内经》曰：阴阳离决，精气乃绝。此阴阳偏绝，故皆决死。期以月节克之者，谓如阳绝死于春夏，阴绝死于秋冬。

师曰：脉病，人不病，名曰行尸，以无王气，卒眩仆不识人者，短命则死。人病，脉不病，名曰内虚，以无谷神，虽困，无苦。

脉者，人之根本也。脉病，人不病，为根本内绝，形虽且强，卒然气脱，则眩晕僵仆而死，不曰行尸而何？人病，脉不病，则根本内固，形虽且羸，止内虚尔。谷神者，谷气也。谷气既足，自然安矣。《内经》曰：形气有余，脉气不足死；脉气有余，形气不足生。

问曰：翕奄沉，名曰滑，何谓也？

师曰：沉为纯阴，翕为正阳，阴阳和合，故令脉滑。关尺自平，阳明脉微沉，食饮自可。少阴脉微滑，滑者，紧之浮名也，此为阴实，其人必股内汗出，阴下湿也。

脉来大而盛，聚而沉，谓之翕奄沉，正如转珠之状也。沉为藏气，故曰纯阴；翕为府气，故曰正阳。滑者，阴阳气不为偏胜也。关尺自平，阳明脉微沉者，当阳部见阴脉，则阴偏胜而阳不足也。阳明胃脉，胃中阴多，故食饮自可。少阴脉微滑者，当阴部见阳脉，则阳偏胜而阴不足也，以阳凑阴分，故曰阴实。股与阴，少阴之部也，今阳热凑阴，必熏发津液，泄达于外，股内汗出而阴下湿也。

问曰：曾为人所难，紧脉从何而来？

师曰：假令亡汗若吐，以肺里寒，故令脉紧也。假令咳者，坐饮冷水，故令脉紧也。假令下利，以胃中虚冷，故令脉紧也。

《金匮要略》曰：寒令脉急。《经》曰：诸紧为寒。

寸口卫气盛，名曰高。

高者，暴狂而肥。《内经》曰：阴不胜其阳，则脉流薄疾，并乃狂。卫为阳气，卫盛而暴狂者，阴不胜阳也。《针经》曰：卫气者，所以温分肉，充皮毛，肥腠理，司开阖者也。卫气盛，为肥者气盛于外也。

荣气盛，名曰章。

章者，暴泽而光。荣者，血也，荣华于身者也。荣盛，故身暴光泽也。

高章相搏，名曰纲。

纲者，身筋急，脉直。荣卫俱盛，则筋络满急。

卫气弱，名曰惵。

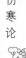

注解伤寒论

081

慄者，心中气动迫怯。卫出上焦，弱则上虚，而心中气动迫怯也。

荣气弱，名曰卑。

卑者，心中常自羞愧。《针经》曰：血者，神气也。血弱则神弱，故常自羞愧。

卑慄相搏，名曰损。

损者，五藏六府之虚也。卫以护阳，荣以养阴，荣卫俱虚，则五藏六府失于滋养，致俱乏气虚惙也。

卫气和，名曰缓。

缓者，四肢不能自收。卫气独和，不与荣气相谐，则荣病。《内经》曰：目受血而能视，足受血而能步，掌受血而能握，指受血而能摄。四肢不收，由荣血病，不能灌养故也。

荣气和，名曰迟。

迟者，身体重，但欲眠也。荣气独和，不与卫气相谐，则卫病，身体重而眠。欲眠者，卫病而气不敷布也。

迟缓相搏，名曰沉。

沉者，腰中直，腹内急痛，但欲卧，不欲行，荣气独和于内，卫气独和于外，荣卫不相和谐，相搏而为病。腰中直者，卫不利于外也；腹内痛者，荣不和于内也；但欲卧，不欲行者，荣卫不营也。

寸口脉缓而迟，缓则阳气长，其色鲜，其颜光，其声商，毛发长；迟则阴气盛，骨髓生，血满，肌肉紧薄鲜硬。阴阳相抱，荣卫俱行，刚柔相搏，名曰强也。

缓为胃脉，胃合卫气，卫温分肉，充皮毛，肥腠理，司开阖。卫和气舒，则颜色光润，声清毛泽矣。迟为脾脉，脾合荣气，荣养骨髓，实肌肉，濡筋络，利关节。荣和血满，则骨正髓生，肌肉紧硬矣。阴阳调和，二气相抱而不相戾，荣卫流通，刚柔相得，是为强壮。

跌阳脉滑而紧，滑者胃气实，紧者脾气强。持实击强，痛还自伤，以手把刃，坐作疮也。

跌阳之脉，以候脾胃。滑则谷气实，是为胃实；紧则阴气胜，是为脾强。以脾胃一实一强而相搏击，故令痛也。若一强一弱相搏，则不能作痛。此脾胃两各强实相击，府藏自伤而痛，譬若以手把刃而成疮，岂非自贻其害乎？

寸口脉浮而大，浮为虚，大为实。在尺为关，在寸为格。关则不得小便，格则吐逆。

《经》曰：浮为虚。《内经》曰：大则病进。浮则为正气虚，大则为邪气实。在尺，则邪气关闭下焦，里气不得下通，故不得小便；在寸，则邪气格拒上焦，使食不得入，故吐逆。

跌阳脉伏而涩，伏则吐逆，水谷不化；涩则食不得入，名曰关格。

伏则胃气伏而不宣，中焦关格，正气壅塞，故吐逆，而水谷不化；涩则脾气涩而不布，邪气拒于上焦，故食不得入。

脉浮而大，浮为风虚，大为气强，风气相搏，必成瘾疹，身体为痒。痒者名泄风，久久为痂癞。

痂癞者，眉少发稀，身有干疮而腥臭。《内经》曰：脉风成厉。

寸口脉弱而迟，弱者卫气微，迟者荣中寒。荣为血，血寒则发热；卫为气，气微者，心内饥，饥而虚满不能食也。

卫为阳，荣为阴。弱者，卫气微，阳气不足也；迟者，荣中寒，经中客邪也。荣客寒邪，搏而发热也；阳气内微，心内虽饥，饥而虚满不能食也。

跌阳脉大而紧者，当即下利，为难治。

大为虚，紧为寒。胃中虚寒，当即下利，下利脉当微小，反紧者邪胜也，故云难治。《经》曰：下利脉大者，为未止。

寸口脉弱而缓，弱者阳气不足，缓者胃气有余，噫而吞酸，食卒不下，气填于膈上也。

弱者，阳气不足。阳能消谷，阳气不足，则不能消化谷食。缓者，胃气有余，则胃中有未消谷物也，故使噫而吞酸，食卒不下，气填于膈上也。《金匮要略》曰：中焦未和，不能消谷，故令噫。

跌阳脉紧而浮，浮为气，紧为寒，浮为腹满，紧为绞痛，浮紧相搏，肠鸣而转，转即气动，膈气乃下。少阴脉不出，其阴肿大而虚也。

浮为胃气虚，紧为脾中寒，胃虚则满，脾寒则痛，虚寒相搏，肠鸣而转，转则膈中之气，因而下泄也。若少阴脉不出，则虚寒之气至于下焦，结于少阴而聚于阴器，不得发泄，使阴肿大而虚也。

寸口脉微而涩，微者卫气不行，涩者荣气不逮，荣卫不能相将，三焦无所仰，身体痹不仁。荣气不足，则烦疼，口难言；卫气虚，则恶寒，数欠。三焦不归其部，上焦不归者，噫而酢吞；中焦不归者，不能消谷引食；下焦不归者，则遗溲。

人养三焦者，血也；护三焦者，气也。荣卫俱损，不能相将而行，三焦无所依仰，身体为之顽痹而不仁。《内经》曰：荣气虚而不仁。《针经》曰：卫气不行，则为不仁。荣为血，血不足则烦疼；荣属心，荣弱心虚，则口难言。卫为阳，阳微则恶寒；卫为气，气虚则数欠。三焦因荣卫不足，无所依仰，其气不能归其部。《金匮要略》曰：上焦竭，善噫。上焦受中焦气，中焦未和，不能消谷，故令噫耳。下焦竭，即遗溺失便，以上焦在膈上，物未化之分也。不归者，不至也。上焦之气不至其部，则物未能传化，故噫而酢吞。中焦在胃之中，主腐熟水谷，水谷化则思食。中焦之食不归其部，则水谷不化，故云不能消谷引食。下焦在膀胱上口，主分别清浊。溲，小便也。下焦不归其部，不能约制溲便，故遗溲。

趺阳脉沉而数，沉为实，数消谷，紧者病难治。

沉为实者，沉主里也。数消谷者，数为热也。紧为肝脉，见于脾部，木来克土，为鬼贼相刑，故云难治。

寸口脉微而涩，微者卫气衰，涩者荣气不足。卫气衰，面色黄；荣气不足，面色青。荣为根，卫为叶，荣卫俱微，则根叶枯槁，而寒栗，咳逆，唾腥，吐涎沫也。

卫为气，面色黄者，卫气衰也；荣为血，面色青者，荣血衰也。荣行脉中为根，卫行脉外为叶。荣为阴，卫为阳；荣为根，卫为叶。根叶俱微，则阴阳之气内衰，致生寒栗而咳逆，唾腥，吐涎沫也。

趺阳脉浮而芤，浮者卫气衰，芤者荣气伤，其身体瘦，肌肉甲错，浮芤相搏，宗气衰微，四属断绝。

《经》曰：卫气盛，名曰高（高者，暴狂而肥）。荣气盛，名曰章（章者，暴泽而光）。其身体瘦而不肥者，卫气衰也；肌肉甲错而不泽者，荣气伤也。宗气者，三焦归气也。四属者，皮肉脂髓也。荣卫衰伤则宗气亦微，四属失所滋养，致断绝矣。

寸口脉微而缓，微者卫气疏，疏则其肤空；缓者胃气实，实则谷消而水化也。谷入于胃，脉道乃行，而入于经，其血乃成。荣盛，则其肤必疏，三焦绝经，名曰血崩。

卫为阳，微为亡阳。脉微者，卫气疏，卫温分肉，肥腠理，卫气既疏，皮肤不得温肥，则空虚也。《经》曰：缓者，胃气有余，有余为实，故云缓者胃气实。《内经》曰：食入于胃，淫精于脉。是谷入于胃，脉道乃行也。《针经》曰：饮而液渗于络，合和于血，是水入于经，其血乃成也。胃中谷消水化而为血气，今卫疏荣盛，是荣气强而卫气弱也。卫气弱者，外则不能固密皮肤，而气为之疏；内则不能卫护其血，而血为之崩。经，常也。三焦者，气之道路。卫气疏，则气不循常度，三焦绝其常度也。

趺阳脉微而紧，紧则为寒，微则为虚，微紧相搏，则为短气。

中虚且寒，气自短矣。

少阴脉弱而涩，弱者微烦，涩者厥逆。

烦者，热也。少阴脉弱者，阴虚也。阴虚则发热，以阴部见阳脉，非大虚也，故生微烦。厥逆者，四肢冷也。《经》曰：阴阳不相顺接便为厥。厥者，手足厥冷是也。少阴脉涩者，阴气涩，不能与阳相顺相接，故厥逆也。

趺阳脉不出，脾不上下，身冷肤硬。

脾胃为荣卫之根，脾能上下，则水谷消磨，荣卫之气得以行。脾气虚衰，不能上下，则荣卫之气不得通营于外，故趺阳脉不出。身冷者，卫气不温也；肤硬者，荣血不濡也。

少阴脉不至，肾气微，少精血，奔气促迫，上入胸膈，宗气反聚，血结心下，阳气退下，热归阴股，与阴相动，令身不仁，此为尸厥。当刺期门、巨阙。

尸厥者，为其从厥而生，形无所知，其状若尸，故名尸厥。少阴脉不出，则厥气客于肾，而肾气微，少精血，厥气上奔，填塞胸膈，壅遏阳气，使宗气反聚，而血结心下。《针经》曰：五谷入于胃，其糟粕、津液、宗气，分为三隧，宗气积于胸中，出于喉咙，以贯心肺，而行呼吸。又曰：荣气者，泌其津液，注之于脉，化而为血，以营四末。今厥气大甚，宗气反聚而不行，则绝其呼吸；血结心下而不流，则四体不仁。阳气为厥气所拥，不能宣发，退下至阴股间，与阴相动。仁者，柔也。不仁者，言不柔和也，为寒热痛痒俱不觉知者也。阳气外不为使，内不得通，荣卫俱不能行，身体不仁，状若尸也。《内经》曰：厥气上行，满脉去形。刺期门者，以通心下结血；刺巨阙者，以行胸中宗气，血气流通，厥气退则苏矣。

寸口脉微，尺脉紧，其人虚损多汗，知阴常在，绝不见阳也。

寸微为亡阳，尺紧为阴胜，阳微阴胜，故云虚损。又加之多汗，则愈损阳气，是阴常在，而绝不见阳也。

寸口诸微亡阳，诸濡亡血，诸弱发热，诸紧为寒。诸乘寒者，则为厥，郁冒不仁，以胃无谷气，脾涩不通，口急不能言，战而栗也。

卫，阳也，微为卫气微，故云亡阳。荣，血也，濡为荣气弱，故云亡血。弱为阴虚，虚则发热。紧为阴胜，故为寒。诸乘寒者，则阴阳俱虚，而为寒邪乘之也。寒乘气虚，抑伏阳气，不得宣发，遂成厥也。郁冒，为昏冒不知人也。不仁，为强直而无觉也，为尸厥焉。以胃无谷气，致脾涩不通于上下，故使口急不能言。战者，寒在表也；栗者，寒在里也。

问曰：濡弱何以反适十一头？

师曰：五藏六府相乘，故令十一。

濡弱者，气血也。往反有十一头者，五藏六府共有十一也。

问曰：何以知乘府，何以知乘藏？

师曰：诸阳浮数为乘府，诸阴迟涩为乘藏也。

府，阳也，阳脉见者，为乘府也。藏，阴也，阴脉见者，为乘藏也。

卷 二

伤寒例第三

《阴阳大论》云：春气温和，夏气暑热，秋气清凉，冬气冷冽，此则四时正气之序也。

春夏为阳，春温夏热者，以阳之动，始于温，盛于暑故也。秋冬为阴，秋凉而冬寒者，以阴之动，始于清，盛于寒故也。

冬时严寒，万类深藏，君子固密，则不伤于寒。触冒之者，乃名伤寒耳。

冬三月，纯阴用事，阳乃伏藏，水冰地坼，寒气严凝。当是之时，善摄生者，出处固密，去寒就温，则不伤于寒。其涉寒冷，触冒霜雪为病者，谓之伤寒也。

其伤于四时之气，皆能为病。

春风、夏暑、秋湿、冬寒，谓之四时之气。

以伤寒为毒者，以其最成杀厉之气也。

热为阳，阳主生；寒为阴，阴主杀。阴寒为病，最为肃杀毒厉之气。

中而即病者，名曰伤寒；不即病者，寒毒藏于肌肤，至春变为温病，至夏变为暑病。暑病者，热极重于温也。

《内经》曰：先夏至日为温病，后夏至日为暑病。温暑之病，本伤于寒而得之，故大医均谓之伤寒也。

是以辛苦之人，春夏多温热病，皆由冬时触寒所致，非时行之气也。凡时行者，春时应暖而反大寒，夏时应大热而反大凉，秋时应凉而反大热，冬时应寒而反大温，此非其时而有其气，是以一岁之中，长幼之病多相似者，此则时行之气也。

四时气候不正为病，谓之时行之气。时气所行为病，非暴厉之气，感受必同，是以一岁之中，长幼之病多相似也。

夫欲候知四时正气为病，及时行疫气之法，皆当按斗历占之。

四时正气者，春风、夏暑、秋湿、冬寒是也。时行者，时行之气是也。温者，冬时感寒，至春发者是也。疫者，暴厉之气是也。占前斗建，审其时候之寒温，察其邪气之轻重而治之。故下文曰：

九月霜降节后，宜渐寒，向冬大寒，至正月雨水节后，宜解也。所以谓之雨水者，以冰雪解而为雨水故也。至惊蛰二月节后，气渐和暖，向夏大热，至秋便凉。

冬寒、春温、夏热、秋凉，为四时之正气也。

从霜降以后，至春分以前，凡有触冒霜露，体中寒即病者，谓之伤寒也。九月、十月，寒气尚微，为病则轻；十一月、十二月，寒冽已严，为病则重；正月、二月，寒渐将解，为病亦轻。此以冬时不调，适有伤寒之人，即为病也。

此为四时正气中而即病者也。

其冬有非节之暖者，名曰冬温。冬温之毒，与伤寒大异，冬温复有先后，更相重沓，亦有轻重，为治不同，证如后章。

此为时行之气，前云"冬时应寒而反大温"者是也。

从立春节后，其中无暴大寒，又不冰雪，而有人壮热为病者，此属春时阳气发于冬时，伏寒变为温病。

此为温病也。《内经》曰：冬伤于寒，春必病温。

从春分以后，至秋分节前，天有暴寒者，皆为时行寒疫也。三月、四月，或有暴寒，其时阳气尚弱，为寒所折，病热犹轻；五月、六月，阳气已盛，为寒所折，病热则重；七月、八月，阳气已衰，为寒所折，病热亦微。其病与温及暑病相似，但治有殊耳。

此为疫气也。是数者，以明前斗历之法，占其随时气候，发病寒热、轻重不同耳。

十五日得一气，于四时之中，一时有六气，四六名为二十四气也。

节气十二，中气十二，共二十四。《内经》曰：五日谓之候，三候谓之气，六气谓之时，四时谓之岁。

然气候亦有应至而不至，或有未应至而至者，或有至而太过者，皆成病气也。

疑漏"或有至而不去"此一句。按《金匮要略》曰：有未至而至，有至而不至，有至而不去，有至而太过，何故也？师曰：冬至之后，甲子夜半，少阳起。少阴之时，阳始生，天得温和，以未得甲子，天因温和，此为未至而至也；以得甲子，而天未温和，此为至而不至也；以得甲子，天大寒不解，此为至而不去也；以得甲子，而天温如盛夏五六月时，此为至而太过也。《内经》曰：至而和则平，至而甚则病，至而反者病，至而不至者病，未至而至者病。即是观之，脱漏明矣。

但天地动静，阴阳鼓击者，各正一气耳。

《内经》曰：阴阳者，天地之道。清阳为天，动而不息；浊阴为地，静而不移。天地阴阳之气，鼓击而生，春夏秋冬，寒热温凉，各正一气也。

是以彼春之暖，为夏之暑；彼秋之忿，为冬之怒。

春暖为夏暑，从生而至长也；秋忿为冬怒，从肃而至杀也。

是故冬至之后，一阳爻升，一阴爻降也。夏至之后，一阳气下，一阴气上也。

十月，六爻皆阴，坤卦为用，阴极阳来，阳生于子。冬至之后，一阳爻升，一阴爻降，于卦为复，言阳气得复也。四月，六爻皆阳，乾卦为用，阳极阴来，阴生于午。夏至之后，一阳气下，一阴气上，于卦为姤，言阴则遇阳也。《内经》曰：冬至四十五日，阳气微上，阴气微下；夏至四十五日，阴气微上，阳气微下。

斯则冬夏二至，阴阳合也；春秋二分，阴阳离也。

阳生于子，阴生于午，是阴阳相接，故曰合。阳退于酉，阴退于卯，是阴阳相背，故曰离。《内经》曰：气至之谓至，气分之谓分，至则气同，分则气异。

阴阳交易，人变病焉。

天地阴阳之气，既交错而不正，人所以变病。《内经》曰：阴阳相错，而变由生也。

此君子春夏养阳，秋冬养阴，顺天地之刚柔也。

《内经》曰：养生者必顺于时，春夏养阳，以凉以寒；秋冬养阴，以温以热。所以然者，从其根故也。

小人触冒，必婴暴疹。须知毒烈之气，留在何经，而发何病，详而取之。

不能顺四时调养，触冒寒温者，必成暴病。医者当在意审详而治之。

是以春伤于风，夏必飧泄；夏伤于暑，秋必病疟；秋伤于湿，冬必咳嗽；冬伤于寒，春必病温。此必然之道，可不审明之？

当春之时，风气大行。春伤于风，风气通于肝，肝以春适王，风虽入之，不能即发，至夏肝衰，然后始动。风淫末疾，则当发于四肢。夏以阳气外盛，风不能外发，故攻内而为飧泄。飧泄者，下利米谷不化而色黄。

当夏之时，暑气大行。夏伤于暑，夏以阴为主内，暑虽入之，势未能动，及秋阴出，而阳为内主，然后暑动搏阴而为痎疟。痎者二日一发，疟者一日一发。

当秋之时，湿气大行。秋伤于湿，湿则干于肺，肺以秋适王，湿虽入之，不能即发，至冬肺衰，然后湿始动也。雨淫腹疾，则当发为下利。冬以阳气内固，湿气不能下行，故上逆而为咳嗽。

当冬之时，寒气大行。冬伤于寒，冬以阳为主内，寒虽入之，势未能动，及春阳出，而阴为内主，然后寒动搏阳而为温病。

是感冒四时正气为病必然之道。

伤寒之病，逐日浅深，以斯方治。

《内经》曰：未满三日者，可汗而已；其满三日者，可泄而已。

今世人伤寒，或始不早治，或治不对病，或日数久淹，困乃告医。医人又不依次第而治之，则不中病。皆宜临时消息制方，无不效也。今搜采仲景旧论，录其证候、诊脉、声色，对病真方有神验者，拟防世急也。

仲景之书，逮今千年而显用于世者，王叔和之力也。

又，土地温凉、高下不同，物性刚柔，餐居亦异。是黄帝兴四方之问，岐伯举四治之能，以训后贤，开其未悟者。临病之工，宜须两审也。

东方地气温，南方地气热，西方地气凉，北方地气寒；西北方高，东南方下，是土地温凉、高下不同也。东方安居食鱼，西方陵居华食，南方湿处而嗜酸，北方野处而食乳，是餐居之异也。东方治宜砭石，西方治宜毒药，南方治宜微针，北方治宜灸焫，是四方医治不同也。医之治病，当审其土地所宜。

凡伤于寒，则为病热，热虽甚，不死。

《内经》曰：风寒客于人，使人毫毛毕直，皮肤闭而为热。是伤寒为病热也。《针经》曰：多热者易已，多寒者难已。是热虽甚，不死。

若两感于寒而病者，必死。

表里俱病者，谓之两感。

尺寸俱浮者，太阳受病也，当一二日发。以其脉上连风府，故头项痛，腰脊强。

太阳为三阳之长，其气浮于外，故尺寸俱浮，是邪气初入皮肤外，在表也，当一二日发。风府，穴名也，项中央。太阳之脉，从巅入络脑，还出别下项，是以上连风府，其经循肩膊内，侠脊，抵腰中，故病头项痛，腰脊强。

尺寸俱长者，阳明受病也，当二三日发。以其脉侠鼻，络于目，故身热，目疼鼻干，不得卧。

阳明血气俱多，尺寸俱长者，邪并阳明，而血气淖溢也。太阳受邪不已，传于阳明，是当二三日发。其脉侠鼻者，阳明脉起于鼻交頞中，络于目。阳明之脉，正上頞颊，还出系目系。身热者，阳明主身之肌肉，《针经》曰：阳明气盛，则身以前皆热。目疼鼻干者，经中客邪也。不得卧者，胃气逆，不得从其道。《内经》曰：胃不和，则卧不安。

尺寸俱弦者，少阳受病也，当三四日发。以其脉循胁络于耳，故胸胁痛而耳聋。

《内经》曰：阳中之少阳，通于春气。春脉弦，尺寸俱弦者，知少阳受邪也。二三日，阳明之邪不已，传于少阳，是当三四日发。胸胁痛而耳聋者，经壅而不利也。

此三经皆受病，未入于府者，可汗而已。

三阳受邪，为病在表，法当汗解。然三阳亦有便入府者，入府则宜下，故云：未入于府者，可汗而已。

尺寸俱沉细者，太阴受病也，当四五日发。以其脉布胃中，络于嗌，故腹满而嗌干。

阳极则阴受之，邪传三阳既遍，次乃传于阴经。在阳为在表，在阴为在里。邪在表则见阳脉，邪在里则见阴脉。阳邪传阴，邪气内陷，故太阴受病，而脉尺寸俱沉细也。自三阳传于太阴，是当四五日发也。邪入于阴，则渐成热，腹满而嗌干者，脾经壅而成热也。

尺寸俱沉者，少阴受病也，当五六日发。以其脉贯肾，络于肺，系舌本，故口燥舌干而渴。

少阴，肾，水也，性趣下。少阴受病，脉尺寸俱沉也。四五日，太阴之邪不已，至五六日则传于少阴也，是少阴病当五六日发。人伤于寒，则为病热，谓始为寒，而终成热也。少阴为病，口燥舌干而渴，邪传入里，热气渐深也。

尺寸俱微缓者，厥阴受病也，当六七日发。以其脉循阴器、络于肝，故烦满而囊缩。

缓者，风脉也。厥阴脉微缓者，邪传厥阴，热气已剧，近于风也。当六七日发，以少阴邪传于厥阴。烦满而囊缩者，热气聚于内也。

此三经皆受病，已入于府，可下而已。

三阴受邪，为病在里，于法当下。然三阴亦有在经者，在经则宜汗，故云：已入于府者，可下而已。《经》曰：临病之工，宜须两审。

若两感于寒者，一日，太阳受之，即与少阴俱病，则头痛口干，烦满而渴；二日，阳明受之，即与太阴俱病，则腹满身热，不欲食，谵语；三日，少阳受之，即与厥阴俱病，则耳聋囊缩而厥，水浆不入，不知人者，六日死。若三阴三阳、六藏六府皆受病，则荣卫不行，府藏不通，则死矣。

阴阳俱病，表里俱伤者，为两感。以其阴阳两感，病则两证俱见，至于传经，则亦阴阳两经俱传也。始得一日，头痛者太阳，口干烦满而渴者少阴；至二日，则太阳传于阳明，而少阴亦传于太阴，身热谵语者阳明，腹满不欲食者太阴；至三日，阳明传于少阳，而太阴又传于厥阴，耳聋者少阳，囊缩而厥者厥阴，水浆不入，不知人者，胃气不通也。《内经》曰：五藏已伤，六府不通，荣卫不行，如是之后，三日乃死，何也？岐伯曰：阳明者，十二经脉之长也，其血气盛，故云不知人，三日其气乃尽，故死矣。谓三日六经俱病，荣卫之气不得行于内外，府藏之气不得通于上下，至六日府藏之气俱尽，荣卫之气俱绝，则死矣。

其不两感于寒，更不传经，不加异气者，至七日，太阳病衰，头痛少愈也；八日，阳明病衰，身热少歇也；九日，少阳病衰，耳聋微闻也；十日，太阴病衰，腹减如故，则思饮食；十一日，少阴病衰，渴止舌干，已而嚏也；十二日，厥阴病衰，囊纵，少腹微下，大气皆去，病人精神爽慧也。

六日传遍，三阴三阳之气皆和，大邪之气皆去，病人精神爽慧也。

若过十三日以上不间，尺寸陷者，大危。

间者，瘥也。十二日传经尽，则当瘥愈。若过十三日以上不瘥，尺寸之脉沉陷者，即正气内衰，邪气独胜，故云大危。

若更感异气，变为他病者，当依旧坏证病而治之。若脉阴阳俱盛，重感于寒者，变为温疟。

异气者，为先病未已，又感别异之气也。两邪相合，变为他病，脉阴阳俱盛者，伤寒之脉也。《难经》曰：伤寒之脉，阴阳俱盛而紧涩。《经》曰"脉盛身寒，得之伤寒"，则为前病热未已，再感于寒，寒热相搏，变为温疟。

阳脉浮滑，阴脉濡弱者，更遇于风，变为风温。

此前热未歇，又感于风者也。《难经》曰：中风之脉，阳浮而滑，阴濡而弱。风来乘热，故变风温。

阳脉洪数，阴脉实大者，遇温热，变为温毒。温毒为病最重也。

此前热未已，又感温热者也。阳主表，阴主里，洪数、实大皆热也，两热相合，变为温毒。以其表里俱热，故为病最重。

阳脉濡弱，阴脉弦紧者，更遇温气，变为温疫。以此冬伤于寒，发为温病，脉之变证，方治如说。

此前热未已，又感温气者也，温热相合，变为温疫。

凡人有疾，不时即治，隐忍冀差，以成痼疾。

凡觉不佳，急须求治，苟延时日，则邪气入深，难可复制。《千金》曰"凡有少苦，似不如平常，即须早道；若隐忍不治，冀望自差，须臾之间，以成痼疾"，此之谓也。

小儿、女子，益以滋甚。

小儿气血未全，女子血室多病，凡所受邪，易于滋蔓。

时气不和，便当早言，寻其邪由，及在腠理，以时治之，罕有不愈者。

腠理者，津液腠泄之所，文理缝会之中也。《金匮要略》曰：腠者，是三焦通会元真之处，为血气所注；理者，是皮肤藏府之文理也。邪客于皮肤，则邪气浮浅，易为散发，若以时治之，罕有不愈者矣。《金匮玉函》曰：主候长存，形色未病，未入腠理，针药及时，服将调节，委以良医，病无不愈。

患人忍之，数日乃说，邪气入藏，则难可制。此为家有患备虑之要。

邪在皮肤，则外属阳而易治；邪传入里，则内属阴而难治。《内经》曰：善治者治皮毛，其次治肌肤，其次治筋脉，其次治六府，其次治五藏。治五藏者，半死半生也。昔桓侯怠于皮肤之微疾，以至骨髓之病。家有患者，可不备虑？

凡作汤药，不可避晨夜，觉病须臾，即宜便治，不等早晚，则易愈矣。

《千金》曰：凡始觉不佳，即须治疗，迄至于病，汤食竞进，折其毒势，自然而差。

若或差迟，病即传变，虽欲除治，必难为力。

传有常也，变无常也。传，为循经而传，此太阳传阳明是也；变，为不常之变，如阳证变阴证是也。邪既传变，病势深也。《本草》曰：病势已成，可得半愈；病势已过，命将难全。

服药不如方法，纵意违师，不须治之。

《内经》曰：拘于鬼神者，不可与言至德；恶于针石者，不可与言至巧；病不许治者，病必不治，治之无功矣。

凡伤寒之病，多从风寒得之。

凡中风与伤寒为病，自古通谓之伤寒。《千金》曰：夫伤寒病者，起自风寒，入于腠理，与精气分争，荣卫偏隔，周身不通而病。

始表中风寒，入里则不消矣。

始自皮肤，入于经络，传于藏府是也。

未有温覆而当，不消散者。

风寒初客于皮肤，便投汤药，温暖发散而当者，则无不消散之邪。

不在证治，拟欲攻之，犹当先解表，乃可下之。

先解表而后下之，则无复传之邪也。

若表已解，而内不消，非大满，犹生寒热，则病不除。

表证虽罢，里不至大坚满者，亦未可下之。是邪未收敛成实，下之则里虚，而邪复不除，犹生寒热也。

若表已解，而内不消，大满大实，坚有燥屎，自可除下之。虽四五日，不能为祸也。

外无表证，里有坚满，为下证悉具。《外台》云：表和里病，下之则愈。下证既具，则不必拘于日数。

若不宜下，而便攻之，内虚热入，协热遂利，烦躁诸变，不可胜数，轻者困笃，重者必死矣。

下之不当，病轻者证犹变易而难治，又矧重者乎？

夫阳盛阴虚，汗之则死，下之则愈；阳虚阴盛，汗之则愈，下之则死。

表为阳，里为阴。阴虚者，阳必凑之。阳盛之邪，乘其里虚而入于府者，为阳盛阴虚也，《经》曰"尺脉弱，名曰阴不足，阳气下陷入阴中，则发热"者是矣。下之，除其内热而愈；若反汗之，则竭其津液而死。阴脉不足，阳往从之；阳脉不足，阴往乘之。阴邪乘其表虚，客于荣卫之中者，为阳虚阴盛也，《经》曰："假令寸口脉微，名曰阳不足，阴气上入阳中，则洒淅恶寒"者是矣。汗之，散其表寒则愈；若反下之，则脱其正气而死。《经》曰：本发汗而复下之，此为逆也；本先下之，而反汗之为逆。

夫如是，则神丹安可以误发，甘遂何可以妄攻？虚盛之治，相背千里，吉凶之机，应若影响，岂容易哉？

神丹者，发汗之药也。甘遂者，下药也。若汗下当则吉，汗下不当则凶，其应如影随形，如附应声。

况桂枝下咽，阳盛则毙；承气入胃，阴盛以亡。

桂枝汤者，发汗药也。承气汤者，下药也。《金匮玉函》曰：不当汗而强与汗之者，令人夺其津液，枯槁而死；不当下而强与下之者，令人开肠洞泄，便溺不禁而死。

死生之要，在乎须臾，视身之尽，不暇计日。

投汤不当，则灾祸立见，岂暇计其日数哉？

此阴阳虚实之交错，其候至微，发汗、吐、下之相反，其祸至速。而医术浅狭，懵然不知病源，为治乃误，使病者殒殁，自谓其分，至今冤魂塞于冥路，死尸盈于旷野，仁者鉴此，岂不痛欤！

凡两感病俱作，治有先后，发表、攻里，本自不同。而执迷妄意者，乃云：神丹、甘遂合而饮之，且解其表，又除其里。言巧似是，其理实违。夫智者之举错也，常审以慎；愚者之动作也，必果而速。安危之变，岂可诡哉？世上之士，但务彼翕习之荣，而莫见此倾危之败；惟明者，居然能护其本，近取诸身，夫何远之有焉？

两感病俱作，欲成不治之疾，医者大宜消息，审其先后，次第而治之；若妄意攻治，以求速效者，必致倾危之败。

凡发汗，温服汤药，其方虽言"日三服"，若病剧不解，当促其间，可半日中尽三服。若与病相阻，即便有所觉。重病者，一日一夜，当晬时观之，如服一剂，病证犹在，故当复作本汤服之。至有不肯汗出，服三剂乃解。若汗不出者，死病也。

发汗药，须温暖服者，易为发散也。日三服者，药势续也。病势稍重，当促急服之，以折盛热，不可拘于本方。设药病不相对，汤入即便知之。如阴多者，投以凉药，即寒逆随生；阳多者，饮以温剂，则热毒即起，是便有所觉。晬时者，周时也。一日一夜，服汤药尽剂，更看其传，如病证犹在，当复作本汤，以发其汗；若服三剂不解，汗不出者，邪气大甚，汤不能胜，必成大疾。《千金》曰：热病，脉躁盛而不得汗者，此阳脉之极也，死。

凡得时气病，至五六日，而渴欲饮水，饮不能多，不当与也。何者？以腹中热尚少，不能消之，便更与人作病也。至七八日，大渴，欲饮水者，犹当依证与之，与之常令不足，勿极意也。言能饮一斗，与五升。若饮而腹满，小便不利，若喘若哕，不可与之，忽然大汗出，是为自愈也。

热在上焦，则为消渴，言热消津液，而上焦干燥，则生渴也。大热则能消水，热少不能消之，若强饮，则停饮，变为诸病。至七八日，阳胜气温，向解之时，多生大渴也，亦须少少与之，以润胃气，不可极意饮也。若饮而腹满，小便不利，若喘若哕者，为水饮内停而不散，不可更与之；忽然阳气通，水气散，先发于外，作大汗而解。

凡得病，反能饮水，此为欲愈之病。其不晓病者，但闻"病饮水自愈"，小渴者乃强与饮之，因成其祸，不可复数。

小渴者，为腹中热少，若强与水，水饮不消，复为诸饮病也。

凡得病厥，脉动数，服汤药更迟，脉浮大减小，初躁后静，此皆愈证也。

动数之脉，邪在阳也，汤入而变迟者，阳邪愈也。浮大之脉，邪在表也，而复减小者，表邪散也。病初躁乱者，邪所烦也，汤入而安静者，药胜病也。是皆为愈证。

凡治温病，可刺五十九穴。

五十九穴者，以泻诸经之温热。《针经》曰：热病，取之诸阳五十九穴，刺以泻其热而出其汗，实其阴而补其不足。所谓五十九刺，两手内外侧各三，凡十二痏；五指间各一，凡八痏；足亦如是；头入发际一寸，旁三分，各三，凡六痏；更入发三寸，边五，凡十痏；耳前后、口下，各一，项中一穴，凡六痏；巅上一、囟会一、发际一、廉泉一、风池二、天柱二。又，《内经》曰：热俞五十九，头上五行，行五者，以泻诸阳之热逆也。大杼、膺俞、缺盆、背俞，此八者，以泻胸中之热也；气冲、三里、巨虚、上下廉，此八者，以泻胃中之热也；云门、髃骨、委中、髓空，此八者，以泻四肢之热也；五藏俞，旁五，此十者，以泻五藏之热也。凡此五十九穴者，皆热之左右也。

又，身之穴三百六十有五，其三十九穴灸之有害，七十九穴刺之为灾，并中髓也。

穴有三百六十五，以应一岁。其灸刺之禁，皆肉薄骨解之处，血脉虚少之分，针灸并中髓也。

凡脉四损，三日死。平人四息，病人脉一至，名曰四损。脉五损，一日死。平人五息，病人脉一至，名曰五损。脉六损，一时死。平人六息，病人脉一至，名曰六损。

四藏气绝者，脉四损；五藏气绝者，脉五损；五藏六府俱绝者，脉六损。

脉盛身寒，得之伤寒；脉虚身热，得之伤暑。

《内经》曰：脉者，血之府也。脉实血实，脉虚血虚。寒则伤血，邪并于血，则血盛而气虚，故伤寒者，脉盛而身寒。热则伤气，邪并于气，则气盛而血虚，故伤暑者，脉虚而身热。

脉阴阳俱盛，大汗出，不解者，死。

脉阴阳俱盛，当汗出而解，若汗出不解，则邪气内胜，正气外脱，故死。《内经》曰：汗出，而脉尚躁盛者，死。《千金》曰：热病已得汗，脉尚躁盛，此阳脉之极也，死。

脉阴阳俱虚，热不止者，死。

脉阴阳俱虚者，真气弱也；热不止者，邪气胜也。《内经》曰：病温，虚甚者，死。

脉至乍疏乍数者，死。

为天真荣卫之气断绝也。

脉至如转索者，其日死。

为紧急而不软，是中无胃气，故不出其日而死。

谵言妄语，身微热，脉浮大，手足温者，生。逆冷，脉沉细者，不过一日，死矣。

谵言妄语，阳病也。身微热，脉浮大，手足温，为脉病相应；若身逆冷，脉沉细，为阳病见阴脉，脉病不相应，故不过一日而死。《难经》曰：脉不应病，病不应脉，是为死病。

此以前是伤寒热病证候也。

辨痓湿暍脉证第四

伤寒所致太阳，痓、湿、暍三种，宜应别论，以为与伤寒相似，故此见之。

"痓"，当作"痉"，传写之误也。痉者，恶也，非强也。《内经》曰：肺移热于肾，传为柔痓。柔为筋柔而无力，痓谓骨痓而不随。痉者，强也，《千金》以强直为痓。《经》曰：颈项强急，口噤背反张者，痓。即是观之，为"痉"字明矣。

太阳病，发热无汗，反恶寒者，名曰刚痓。

《千金》曰：太阳中风，重感寒湿，则变痓。太阳病，发热无汗，为表实，则不当恶寒；今反恶寒者，则太阳中风，重感于寒，为痓病也。以表实感寒，故名刚痓。

太阳病，发热汗出，不恶汗者，名曰柔痓。

太阳病，发热汗出为表虚，则当恶寒；其不恶寒者，为阳明病。今发热汗出，而不恶寒者，非阳明证，则是太阳中风，重感于湿，为柔痓也。表虚感湿，故曰柔痓。

太阳病，发热，脉沉而细者，名曰痓。

太阳主表，太阳病发热为表病，脉当浮大；今脉反沉细，既不愈，则太阳中风，重感于湿，而为痓也。《金匮要略》曰：太阳病，其证备，身体强几几然，脉反沉迟，此为痓，栝蒌桂枝汤主之。

太阳病，发汗太多，因致痓。

太阳病，发汗太多，则亡阳。《内经》曰：阳气者，精则养神，柔则养筋。阳微不能养筋，则筋脉紧急而成痓也。

病身热足寒，颈项强急，恶寒，时头热面赤，目脉赤，独头面摇，卒口噤，背反张者，痓病也。

太阳中风，为纯中风也；太阳伤寒，为纯伤寒也，皆不作痓。惟是太阳中风，重感寒湿，乃变为痓也。身热足寒者，寒湿伤下也。时头热面赤，目脉赤，风伤于上也。头摇者，风主动也；独头摇者，头为诸阳之会，风伤阳也。若纯伤风者，身亦为之动摇，手足为之搐搦；此者内挟寒湿，故头摇也。口噤者，寒主急也；卒口噤者，不常噤也，有时而缓。若风寒相抟，则口噤而不时开；此者加之风湿，故卒口噤也。足太阳之脉，起于目内，上额，交巅上；其支别者，从巅入络脑，还出别下项，循肩膊内，夹脊，抵腰中，下贯臀，以下至足。风寒客于经中，则筋脉拘急，故颈项强急，而背反张也。

太阳病，关节疼痛而烦，脉沉而细者，此名湿痹。湿痹之候，其人小便不利，大便反快，但当利其小便。

《金匮要略》曰：雾伤皮腠，湿流关节。疼痛而烦者，湿气内流也。湿同水也，脉沉而细者，水性趣下也。痹，痛也。因其关节烦疼，而名曰湿痹，非脚气之痹也。《内经》曰：湿胜则濡泄。小便不利，大便反快者，湿气内胜也，但当利其小便，以宣泄腹中湿气。古云：治湿之病，不利小便，非其治也。

湿家之为病，一身尽疼，发热，身色如似熏黄。

身黄如橘子色者，阳明瘀热也；此身色如似熏黄，即非阳明瘀热。身黄发热者，栀子柏皮汤主之，为表里有热，则身不疼痛；此一身尽疼，非伤寒客热也，知湿邪在经而使之。脾恶湿，湿伤则脾病而色见，是以身发黄者，为其黄如烟熏，非正黄色也。

湿家，其人但头汗出，背强，欲得被覆向火，若下之早则哕，胸满，小便不利，舌上如苔者，以丹田有热，胸中有寒，渴欲得水而不能饮，则口燥烦也。

湿家，有风湿，有寒湿，此寒湿相搏者也。湿胜则多汗，伤寒则无汗，寒湿相搏，虽有汗而不能周身，故但头汗出也。背，阳也；腹，阴也。太阳之脉，夹脊抵腰，太阳客寒湿，表气不利而背强也。里有邪者，外不恶寒；表有邪者，则恶寒。欲得被覆向火者，寒湿在表而恶寒也。若下之早，则伤动胃气，损其津液，故致哕而胸满，小便不利。下后里虚，上焦阳气因虚而陷于下焦，为丹田有热，表中寒乘而入于胸中，为胸上有寒，使舌上生白苔滑也。藏燥则欲饮水，以胸上客寒湿，故不能饮而但口燥烦也。

湿家下之，额上汗出，微喘，小便利者死。若下利不止者亦死。

湿家发汗则愈。《金匮要略》曰：湿家身烦疼，可与麻黄加术四两，发其汗为宜；若妄下，则大逆。额上汗出而微喘者，乃阳气上逆也；小便自利或下利者，阴气下流也。阴阳相离，故云死矣。《内经》曰：阴阳离决，精气乃绝。

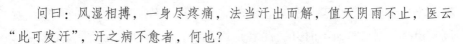

问曰：风湿相搏，一身尽疼痛，法当汗出而解，值天阴雨不止，医云"此可发汗"，汗之病不愈者，何也？

答曰：发其汗，汗大出者，但风气去，湿气在，是故不愈也。若治风湿者，发其汗，但微微似欲汗出者，风湿俱去也。

值天阴雨不止，明其湿胜也。《内经》曰：阳受风气，阴受湿气。又曰：伤于风者，上先受之；伤于湿者，下先受之。风湿相搏，则风在外，而湿在内。汗大出者，其气暴，暴则外邪出，而里邪不能出，故风去而湿在。汗微微而出者，其气缓，缓则内外之邪皆出，故风湿俱去也。

湿家病，身上疼痛，发热，面黄而喘，头痛，鼻塞而烦，其脉大，自能饮食，腹中和无病，病在头中寒湿，故鼻塞，内药鼻中则愈。

病有浅深，证有中外，此则湿气浅者也。何以言之？湿家不云"关节烦疼"，而云"身上疼痛"，是湿气不流关节，而外客肌表也；不云"发热，身似熏黄"，复云"发热，面黄而喘"，是湿不干于脾，而薄于上焦也。阴受湿气，则湿邪为深；今头痛，鼻塞而烦，是湿客于阳，而不客于阴也。湿家之脉当沉细，为湿气内流；脉大者，阳也，则湿不内流，而外在表也。又以自能饮食，胸腹别无满痞，为腹中和无病，知其湿气微浅。内药鼻中，以宣泄头中寒湿。

病者一身尽疼，发热，日晡所剧者，此名风湿。此病伤于汗出当风，或久伤取冷所致也。

一身尽疼者，湿也；发热，日晡所剧者，风也。若汗出当风而得之者，则先客湿而后感风；若久伤取冷得之者，则先伤风而后中湿。可与麻黄杏仁薏苡仁甘草汤，见《金匮要略》中。

太阳中热者，暍是也。其人汗出恶寒，身热而渴也。

汗出恶寒，身热而不渴者，中风也；汗出恶寒，身热而渴者，中暍也。白虎加人参汤主之，见《金匮要略》中方。

太阳中暍者，身热疼重，而脉微弱，此亦夏月伤冷水，水行皮中所致也。

《经》曰：脉虚身热，得之伤暑。身热，脉微弱者，暍也；身体疼重者，水也。夏时暑热，以水灌洗而得之。一物瓜蒂散主之，见《金匮要略》中方。

太阳中暍者，发热恶寒，身重而疼痛，其脉弦细芤迟，小便已，洒洒然毛耸，手足逆冷，小有劳，身即热，口开，前板齿燥。若发汗，则恶寒甚；加温针，则发热甚；数下之，则淋甚。

病有在表，有在里者，有表里俱病者。此则表里俱病者也。发热恶寒，身重疼痛者，表中暍也。脉弦细芤迟者，中暑脉虚也。小便已，洒洒然毛耸，手足逆冷者，太阳经气不足也。小有劳，身即热者，谓劳动其阳而即发也。口开，前板齿燥者，里有热也。《内经》曰：因于暑汗，烦则喘喝。口开，谓喘喝也；以喘喝不止，故前板齿干燥。若发汗以去表邪，则外虚阳气，故恶寒甚。若以温针助阳，则火热内攻，故发热甚。若下之，以除里热则内虚，而膀胱燥，故淋甚。

辨太阳病脉证并治法（上）第五

（1）太阳之为病，脉浮，头项强痛而恶寒。

《经》曰：尺寸俱浮者，太阳受病。太阳受病，太阳主表，为诸阳主气，脉浮，头项强痛而恶寒者，太阳表病也。

（2）太阳病，发热，汗出，恶风，脉缓者，名为中风。

风，阳也；寒，阴也。风则伤卫，发热，汗出，恶风者，卫中风。荣病，发热，无汗，不恶风而恶寒；卫病，则发热，汗出，不恶寒而恶风。以卫为阳，卫外者也，病则不能卫固其外，而皮腠疏，故汗出而恶风也。伤寒脉紧，伤风脉缓者，寒性劲急，而风性解缓故也。

（3）太阳病，或已发热，或未发热，必恶寒，体痛，呕逆，脉阴阳俱紧者，名曰伤寒。

《经》曰：凡伤于寒，则为病热。为寒气客于经中，阳经怫结而成热也。中风即发热者，风为阳也；及《伤寒》云“或已发热，或未发热”，以寒为阴邪，不能即热，郁而方变热也。风则伤卫，寒则伤荣，卫虚者恶风，荣虚者恶寒。荣伤寒者，必恶寒也。气病者则麻，血病者则痛；风令气缓，寒令气逆。体痛，呕逆者，荣中寒也。《经》曰：脉盛身寒，得之伤寒。脉阴阳俱紧者，知其伤寒也。

（4）伤寒一日，太阳受之，脉若静者，为不传；颇欲吐，若躁烦，脉数急者，为传也。

太阳主表，一日则太阳受邪，至二日当传阳明，若脉气微而不传阳明，胃经受邪，则喜吐；寒邪传里者，则变热。如颇欲吐，若烦燥，脉急数者，为太阳寒邪变热，传于阳明也。

（5）伤寒二三日，阳明、少阳证不见者，为不传也。

伤寒二三日，无阳明、少阳证，知邪不传，止在太阳经中也。

（6）太阳病，发热而渴，不恶寒者，为温病。

发热而渴，不恶寒者，阳明也。此太阳受邪，知为温病，非伤寒也。积温成热，所以发热而渴，不恶寒也。

若发汗已，身灼热者，名曰风温。风温为病，脉阴阳俱浮，自汗出，身重，多眠睡，鼻息必鼾，语言难出。若被下者，小便不利，直视失溲。若被火者，微发黄色，剧则如惊痫，时瘛疭；若火熏之，一逆尚引日，再逆促命期。

伤寒，发汗已，则身凉；若发汗已，身灼热者，非伤寒，为风温也。风伤于上，而阳受风气，风与温相合，则伤卫。脉阴阳俱浮，自汗出者，卫受邪也。卫者，气也，风则伤卫，温则伤气。身重，多眠睡者，卫受风温而气昏也。鼻息必鼾，语言难出者，风温外甚，而气拥不利也。若被下者，则伤藏气，太阳膀胱经也。《内经》曰：膀胱不利为癃，不约为遗溺。癃者，小便不利也。太阳之脉起目内眦，《内经》曰：瞳子高者，太阳不足；戴眼者，太阳已绝。小便不利，直视失溲，为下后竭津液，损藏气，风温外胜，《经》曰：欲绝也，为难治。若被火者，则火助风温成热，微者热瘀而发黄，剧者热甚生风，如惊痫而时瘛疭也。先曾被火为一逆，若更以火熏之，是再逆也。一逆尚犹延引时日而不愈，其再逆者必致危殆，故云促命期。

（7）病有发热恶寒者，发于阳也；无热恶寒者，发于阴也。发于阳者七日愈，发于阴者六日愈，以阳数七，阴数六故也。

阳为热也，阴为寒也。发热而恶寒，寒伤阳也；无热而恶寒，寒伤阴也。阳法火，阴法水，火成数七，水成数六。阳病七日愈者，火数足也；阴病六日愈者，水数足也。

（8）太阳病，头痛至七日以上自愈者，以行其经尽故也。若欲作再经者，针足阳明，使经不传则愈。

伤寒自一日至六日，传三阳三阴经尽，至七日当愈。《经》曰：七日，太阳病衰，头痛少愈。若七日不愈，则太阳之邪再传阳明，针足阳明，为迎而夺之，使经不传则愈。

（9）太阳病欲解时，从巳至未上。

巳为正阳，则阳气得以复也。始于太阳，终于厥阴，六经各以三时为解。而太阳从巳至未，阳明从申至戌，少阳从寅至辰；至于太阴从亥至丑，少阴从子至寅，厥阴从丑至卯者，以阳行也速，阴行也缓。阳主于昼，阴主于夜。阳三经解时，从寅至戌，以阳道常饶也；阴三经解时，从亥至卯，以阴道常乏也。《内经》曰：阳中之太阳，通于夏气。则巳、午、未，太阳乘王也。

（10）风家，表解而不了了者，十二日愈。

中风家，发汗解后，未全快畅者，十二日大邪皆去，六经悉和则愈。

（11）病人身大热，反欲得近衣者，热在皮肤，寒在骨髓也；身大寒，反不欲近衣者，寒在皮肤，热在骨髓也。

皮肤言浅，骨髓言深；皮肤言外，骨髓言内。身热，欲得衣者，表热里寒也；身寒，不欲衣者，表寒里热也。

（12）太阳中风，阳浮而阴弱，阳浮者热自发，阴弱者汗自出，啬啬恶寒，淅淅恶风，翕翕发热，鼻鸣干呕者，桂枝汤主之。

阳以候卫，阴以候荣。阳脉浮者，卫中风也；阴脉弱者，荣气弱也。风并于卫，则卫实而荣虚，故发热、汗自出也，《经》曰"太阳病，发热汗出者，此为荣弱卫强"者是也。啬啬者，不足也，恶寒之貌也。淅淅者，洒淅也，恶风之貌也。卫虚则恶风，荣虚则恶寒。荣弱卫强，恶寒复恶风者，以自汗出，则皮肤缓，腠理疏，是亦恶风也。翕翕者，熇熇然而热也，若合羽所覆，言热在表也。鼻鸣干呕者，风拥而气逆也。与桂枝汤，和荣卫而散风邪也。

桂枝汤方

桂枝（三两，去皮。味辛热）　芍药（三两。味苦酸，微寒）　甘草（二两，炙。味甘平）　生姜（三两，切。味辛温）　大枣（十二枚，擘。味甘温）

《内经》曰：辛甘发散为阳。桂枝汤，辛甘之剂也，所以发散风邪。《内经》曰：风淫所胜，平以辛，佐以苦甘，以甘缓之，以酸收之。是以桂枝为主，芍药、甘草为佐也。《内经》曰：风淫于内，以甘缓之，以辛散之。是以生姜、大枣为使也。

上五味，㕮咀，以水七升，微火煮取三升，去滓，适寒温，服一升。

服已须臾，啜热稀粥一升余，以助药力，温覆令一时许，遍身漐漐微似有汗者益佳；不可令如水流漓，病必不除。若一服汗出病差，停后服，不必尽剂；若不汗，更服，依前法；又不汗，后服小促役其间，半日许令三服尽。若病重者，一日一夜服，周时观之，服一剂尽，病证犹在者，更作服；若汗不出者，乃服至二三剂。禁生冷、粘滑、肉面、五辛、酒酪、臭恶等物。

（13）太阳病，头痛，发热，汗出，恶风者，桂枝汤主之。

头痛者，太阳也。发热，汗出，恶风者，中风也。与桂枝汤，解散风邪。

（14）太阳病，项背强几几，反汗出恶风者，桂枝加葛根汤主之。

几几者，伸颈之貌也，动则伸颈，摇身而行。项背强者，动则如之。项背几几者，当无汗；反汗出，恶风者，中风表虚也。与桂枝汤以和表，加麻黄、葛根以祛风，且麻黄主表实。后葛根汤证云：太阳病，项背强几几，无汗恶风，葛根汤主之。药味正与此方同。其无汗者，当用麻黄；今自汗出，恐不加麻黄，但加葛根也。

（15）太阳病，下之后，其气上冲者，可与桂枝汤，方用前法；若不上冲者，不可与之。

太阳病属表，而反下之，则虚其里，邪欲乘虚传里，若气上冲者，里不受邪，而气逆上与邪争也，则邪仍在表，故当复与桂枝汤解外；其气不上冲者，里虚不能与邪争，邪气已传里也，故不可更与桂枝汤攻表。

（16）太阳病三日，已发汗，若吐，若下，若温针，仍不解者，此为坏病，桂枝不中与也。观其脉证，知犯何逆，随证治之。

太阳病，三日中，曾经发汗、吐、下、温针，虚其正气，病仍不解者，谓之坏病，言为医所坏病也。不可复与桂枝汤。审观脉证，知犯何逆，而治之逆者，随所逆而救之。

桂枝本为解肌，若其人脉浮紧，发热，汗不出者，不可与也。常须识此，勿令误也。

脉浮，发热，汗出，恶风者，中风也，可与桂枝汤解肌；脉浮紧，发热，不汗出者，伤寒也，可与麻黄汤。常须识此，勿妄治也。

（17）若酒客病，不可与桂枝汤，得汤则呕，以酒客不喜甘故也。

酒客内热，喜辛而恶甘，桂枝汤甘，酒客得之，则中满而呕。

（18）喘家，作桂枝汤，加厚朴、杏子佳。

太阳病，为诸阳主气，风甚气拥，则生喘也。与桂枝汤以散风，加厚朴、杏仁以降气。

（19）凡服桂枝汤吐者，其后必吐脓血也。

内热者，服桂枝汤则吐，如酒客之类也。既亡津液，又为热所搏，其后必吐脓血。吐脓血，谓之肺痿。《金匮要略》曰：热在上焦为肺痿。谓或从汗，或从呕吐，重亡津液，故得之。

（20）太阳病，发汗，遂漏不止，其人恶风，小便难，四肢微急，难以屈伸者，桂枝加附子汤主之。

太阳病，因发汗，遂汗漏不止，而恶风者，为阳气不足，因发汗，阳气益虚，而皮腠不固也。《内经》曰：膀胱者，州都之官，津液藏焉，气化则出。小便难者，汗出亡津液，阳气虚弱，不能施化。四肢者，诸阳之本也。四肢微急，难以屈伸者，亡阳而脱液也。《针经》曰：液脱者，骨属屈伸不利。与桂枝加附子汤，以温经复阳。

（21）太阳病，下之后，脉促胸满者，桂枝去芍药汤主之。

（22）若微恶寒者，去芍药方中加附子汤主之。

脉来数，时一止复来者，名曰促。促为阳盛，则不因下后而脉促者也；此下后脉促，不得为阳盛也。太阳病下之，其脉促，不结胸者，此为欲解；此下后脉促，而复胸满，则不得为欲解，由下后阳虚，表邪渐入，而客于胸中也。与桂枝汤，以散客邪，通行阳气。芍药益阴，阳虚者非所宜，故去之。阳气已虚，若更加之微恶寒，则必当温剂以散之，故加附子。

（23）太阳病，得之八九日，如疟状，发热恶寒，热多寒少，其人不呕，清便欲自可，一日二三度发。脉微缓者，为欲愈也；脉微而恶寒者，此阴阳俱虚，不可更发汗、更下、更吐也；面色反有热色者，未欲解也，以其不能得小汗出，身必痒，宜桂枝麻黄各半汤。

伤寒八九日，则邪传再经又遍三阳，欲传三阴之时也。传经次第，则三日传遍三阳，至四日，阳去入阴，不入阴者，为欲解；其传阴经，第六日传遍三阴，为传经尽而当解。其不解，传为再经者，至九日又遍三阳，阳不传阴则解。如疟，发作有时也，寒多者为病进，热多者为病退。《经》曰：厥少热多，其病为愈。寒多热少，阳气退，故为进也。今虽发热恶寒，而热多寒少，为阳气进而邪气少也。里不和者，呕而利；今不呕，清便自调者，里和也。寒热间日发者，邪气深也；日一发者，邪气复常也；日再发者，邪气浅也；日二三发者，邪气微也。《内经》曰：大则邪至，小则平。言邪甚则脉大，邪少则脉微。今日数多而脉微缓者，是邪气微缓也，故云欲愈。脉微而恶寒者，表里俱虚也。阳，表也；阴，里也。脉微为里虚，恶寒为表虚，以表里俱虚，故不可更发汗、更下、更吐也。阴阳俱虚，则面色青白，反有热色者，表未解也，热色为赤色也。得小汗则和，不得汗，则得邪气外散皮肤而为痒也。与桂枝麻黄各半汤，小发其汗，以除表邪。

（24）太阳病，初服桂枝汤，反烦不解者，先刺风池、风府，却与桂枝汤则愈。

烦者，热也。服桂枝汤后，当汗出而身凉和；若反烦不解者，风甚而未能散也。先刺风池、风府，以通太阳之经，而泄风气，却与桂枝汤解散则愈。

（25）服桂枝汤，大汗出，脉洪大者，与桂枝汤如前法。若形如疟，日再发者，汗出必解，宜桂枝二麻黄一汤。

《经》曰：如服一剂，病证犹在者，故当复作本汤服之。服桂枝汤汗出后，脉洪大者，病犹在也。若形如疟，日再发者，邪气客于荣卫之间也。与桂枝二麻黄一汤，解散荣卫之邪。

（26）服桂枝汤，大汗出后，大烦渴不解，脉洪大者，白虎加人参汤主之。

大汗出，脉洪大而不渴，邪气犹在表也，可更与桂枝汤。若大汗出，脉洪大，而烦渴不解者，表里有热，不可更与桂枝汤，可与白虎加人参汤，生津止渴，和表散热。

（27）太阳病，发热恶寒，热多寒少，脉微弱者，此无阳也，不可更汗，宜桂枝二越婢一汤。

桂枝二越婢一汤方

桂枝（去皮）　芍药　甘草（各十八铢）　生姜（一两三钱，切）　大枣（四枚，擘）　麻黄（十八铢，去节）　石膏（二十四铢，碎，绵裹）

胃为十二经之主，脾治水谷，为卑藏，若婢。《内经》曰：脾主为胃行其津液。是汤所以谓之"越婢"者，以发越脾气，通行津液。《外台方》一名越脾汤，即此义也。

上七味，㕮咀，以五升水，煮麻黄一二沸，去上沫，内诸药，煮取二升，去滓，温服一升。本方当裁为越婢汤、桂枝汤，合饮一升，今合为一方，桂枝二，越婢一。

（28）服桂枝汤，或下之，仍头项强痛，翕翕发热，无汗，心下满微痛，小便不利者，桂枝汤去桂加茯苓白术汤主之。

头项强痛，翕翕发热，虽经汗下，为邪气仍在表也。心下满，微痛，小便利者，则欲成结胸。今外证未罢，无汗，小便不利，则心下满微痛，为停饮也。与桂枝汤以解外，加茯苓、白术，利小便，行留饮。

（29）伤寒脉浮，自汗出，小便数，心烦，微恶寒，脚挛急，反与桂枝汤，欲攻其表，此误也。得之便厥，咽中干，烦燥吐逆者，作甘草干姜汤与之，以复其阳。若厥愈足温者，更作芍药甘草汤与之，其脚即伸。若胃气不和，谵语者，少与调胃承气汤。若重发汗，复加烧针者，四逆汤主之。

脉浮，自汗出，小便数而恶寒者，阳气不足也；心烦，脚挛急者，阴气不足也。阴阳血气俱虚，则不可发汗。若与桂枝汤攻表，则又损阳气，故为误也。得之便厥，咽中干，烦燥吐逆者，先作甘草干姜汤，复其阳气；得厥愈足温，乃与芍药甘草汤，益其阴血，则脚胫得伸；阴阳虽复，其有胃燥谵语，少与调胃承气汤，微溏以和其胃。重发汗为亡阳，加烧针则损阴。《内经》曰：荣气微者，加烧针则血不流行。重发汗，复烧针，是阴阳之气大虚，四逆汤以复阴阳之气。

甘草干姜汤方

甘草（四两，炙。味甘平）　干姜（二两，炮。味辛热）
《内经》曰：辛甘发散为阳。甘草、干姜相合，以复阳气。
上㕮咀，以水三升，煮取一升五合，去滓，分温再服。

芍药甘草汤方

白芍药（四两。味酸，微寒）　甘草（四两，炙。甘平）
芍药，白补而赤泻，白收而赤散也。酸以收之，甘以缓之，酸甘相合，用补阴血。
上二味㕮咀，以水三升，煮取一升半，去滓，分温再服之。

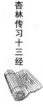
调胃承气汤方

大黄（四两，去皮，清酒浸） 甘草（二两，炙。味甘平） 芒硝（半斤。味咸苦，大寒）

《内经》曰：热淫于内，治以咸寒，佐以苦甘。芒硝咸寒以除热，大黄苦寒以荡实，甘草甘平，助二物推陈而缓中。

上三味㕮咀，以水三升，煮取一升，去滓，内芒硝，更上火微煮，令沸，少少温服。

四逆汤方

甘草（二两，炙。味甘平） 干姜（一两半。味辛热） 附子（一枚，生用，去皮，破八片。辛，大热）

《内经》曰：寒淫于内，治以甘热。又曰：寒淫所胜，平以辛热。甘草、姜、附相合，为甘辛大热之剂，乃可发散阴阳之气。

上三味㕮咀，以水三升，煮取一升二合，去滓，分温再服。强人可大附子一枚，干姜三两。

（30）问曰：证象阳旦，按法治之而增剧，厥逆，咽中干，两胫拘急而谵语，师曰"言夜半手足当温，两脚当伸"，后如师言，何以知此？

答曰：寸口脉浮而大，浮则为风，大则为虚，风则生微热，虚则两胫挛，病证象桂枝，因加附子参其间，增桂令汗出，附子温经，亡阳故也。厥逆，咽中干，烦燥，阳明内结，谵语烦乱，更饮甘草干姜汤，夜半阳气还，两足当热，胫尚微拘急，重与芍药甘草汤，尔乃胫伸，以承气汤微溏，则止其谵语，故知病可愈。

阳旦，桂枝汤别名也。前证脉浮，自汗出，小便数，心烦，微恶寒，脚挛急，与桂枝汤证相似，是证象阳旦也。与桂枝汤而增剧，得寸口脉浮大，浮为风邪，大为血虚，即于桂枝汤加附子温经以补虚，增桂令汗出以祛风。其有治之之逆而增厥者，与甘草干姜汤，阳复而足温；更与芍药甘草汤，阴和而胫伸。表邪已解，阴阳已复，而有阳明内结，谵语烦乱，少与调胃承气汤，微溏泄以和其胃，则阴阳之气皆和，内外之邪悉去，故知病可愈。

卷 三

辨太阳病脉证并治法（中）第六

（31）太阳病，项背强几几，无汗恶风，葛根汤主之。

太阳病，项背强几几，汗出恶风者，中风表虚也；项背强几几，无汗恶风者，中风表实也。表虚宜解肌，表实宜发汗，是以葛根汤发之也。

葛根汤方

葛根（四两）　麻黄（三两，去节）　桂（二两，去皮）　芍药（二两，切）　甘草（二两，炙）　生姜（三两，切）　大枣（十二枚，擘）

《本草》云：轻可去实，麻黄、葛根之属是也。此以中风表实，故加二物于桂枝汤中也。

上七味㕮咀，以水一斗，先煮麻黄、葛根，减二升，去沫，内诸药，煮取三升，去滓，温服一升，覆取微似汗，不须啜粥，余如桂枝法将息及禁忌。

（32）太阳与阳明合病者，必自下利，葛根汤主之。

伤寒有合病，有并病。本太阳病不解，并于阳明者，谓之并病；二经俱受邪，相合病者，谓之合病。合病者，邪气甚也。太阳、阳明合病者，与太阳、少阳合病，阳明、少阳合病，皆言"必自下利"者，以邪气并于阴，则阴实而阳虚；邪气并于阳，则阳实而阴虚。寒邪气甚，客于二阳，二阳方外实而不主里，则里气虚，故必下利。与葛根汤，以散经中甚邪。

（33）太阳与阳明合病，不下利，但呕者，葛根加半夏汤主之。

邪气外甚，阳不主里，里气不和，气下而不上者，但下利而不呕；里气上逆而不下者，但呕而不下利。与葛根汤以散其邪，加半夏以下逆气。

注
解
伤
寒
论

109

葛根加半夏汤方

葛根（四两）　麻黄（三两，去节，汤泡，去黄汁，焙干称）　生姜（三两，切）　甘草（二两，炙）　芍药（二两）　桂枝（二两，去皮）　大枣（十二枚，擘）　半夏（半斤，洗）

上八味，以水一斗，先煮葛根、麻黄，减二升，去白沫，内诸药，煮取三升，去滓，温服一升，覆取微似汗。

（34）太阳病，桂枝证，医反下之，利遂不止，脉促者，表未解也；喘而汗出者，葛根黄连黄芩汤主之。

《经》曰：不宜下而便攻之，内虚热入，协热遂利。桂枝证者，邪在表也，而反下之，虚其肠胃，为热所乘，遂利不止。邪在表则见阳脉，邪在里则见阴脉。下利，脉微迟，邪在里也；促为阳盛，虽下利而脉促者，知表未解也。病有汗出而喘者，为自汗出而喘也，即邪气外甚所致；喘而汗出者，为因喘而汗出也，即里热气逆所致。与葛根黄芩黄连汤，散表邪，除里热。

葛根黄芩黄连汤方

葛根（半斤）　甘草（二两，炙。味甘平）　黄芩（二两。味苦寒）　黄连（三两。味苦寒）

《内经》曰：甘发散为阳。表未解者，散以葛根、甘草之甘苦；以坚里气弱者，坚以黄芩、黄连之苦。

上四味，以水八升，先煮葛根，减二升，内诸药，煮取二升，去滓，分温再服。

（35）太阳病，头痛发热，身疼腰痛，骨节疼痛，恶风无汗而喘者，麻黄汤主之。

此太阳伤寒也，寒则伤荣，头痛，身疼腰痛，以至牵连骨节疼痛者，太阳经荣血不利也。《内经》曰：风寒客于人，使人毫毛毕直。皮肤闭而为热者，寒在表也。风并于卫，卫实而荣虚者，自汗出而恶风寒也；寒并于荣，荣实而卫虚者，无汗而恶风也。以荣强卫弱，故气逆而喘。与麻黄汤，以发其汗。

麻黄汤方

麻黄（三两，去节。味甘温）　桂枝（二两，去皮。味辛热）　甘草（一两，炙。味甘平）　杏仁（七十个，汤去皮、尖。味辛温）

《内经》曰：寒淫于内，治以甘热，佐以苦辛。麻黄、甘草，开肌发汗；桂枝、杏仁，散寒下气。

上四味，以水九升，先煮麻黄，减二升，去上沫，内诸药，煮取二升半，去滓，温服八合，覆取微似汗，不须啜粥，余如桂枝法将息。

（36）太阳与阳明合病，喘而胸满者，不可下，宜麻黄汤。

阳受气于胸中，喘而胸满者，阳气不宣发，壅而逆也。心下满、腹满皆为实，当下之。此以为胸满，非里实，故不可下。虽有阳明，然与太阳合病，为属表，是与麻黄汤发汗。

（37）太阳病，十日以去，脉浮细而嗜卧者，外已解也。设胸满胁痛者，与小柴胡汤；脉但浮者，与麻黄汤。

十日以去，向解之时也。脉浮细而嗜卧者，表邪已罢也。病虽已利解之，若脉但浮而不细者，则邪气但在表也，与麻黄汤发散之。

（38）太阳中风，脉浮紧，发热恶寒，身疼痛，不汗出而烦躁者，大青龙汤主之。若脉微弱，汗出恶风者，不可服。服之则厥逆，筋惕肉瞤，此为逆也。

此中风见寒脉也。浮则为风，风则伤卫；紧则为寒，寒则伤荣。荣卫俱病，故发热恶寒，身疼痛也。风并于卫者，为荣弱卫强；寒并于荣者，为荣强卫弱。今风寒两伤，则荣卫俱实，故不汗出而烦躁也。与大青龙汤发汗，以除荣卫风寒。若脉微弱，汗出恶风者，为荣卫俱虚，反服青龙汤，则必亡阳，或生厥逆，筋惕肉瞤，此治之逆也。

大青龙汤方

麻黄（六两，去节。味甘温）　桂枝（二两，去皮。味辛热）　甘草（二两，炙。味甘平）　杏仁（四十个，去皮、尖。味苦，甘温）　生姜（三两，切。味辛温）　大枣（十二枚，擘。味甘温）　石膏（如鸡子大，碎。味甘，微寒）

辛甘均为发散，然风宜辛散，寒宜甘发，辛甘相合，乃能发散荣卫之风寒。麻黄、甘草、石膏、杏仁，以发散荣中之寒；桂枝、姜、枣，以解除卫中之风。

上七味，以水九升，先煮麻黄，减二升，去上沫，内诸药，煮取三升，去滓，温服一升，取微似汗。汗出多者，温粉扑之。一服汗者，停后服。汗多亡阳，遂虚，恶风烦躁，不得眠也。

(39) 伤寒，脉浮缓，身不疼但重，乍有轻时，无少阴证者，大青龙汤发之。

此伤寒见风脉也。伤寒者，身疼；此以风胜，故身不疼。中风者，身重；此以兼风，故乍有轻时。不发厥、吐、利，无少阴里证者，为风寒外甚也。与大青龙汤，以发散表中风寒。

(40) 伤寒表不解，心下有水气，干呕发热而咳，或渴，或利，或噎，或小便不利，少腹满，或喘者，小青龙汤主之。

伤寒表不解，心下有水饮，则水寒相搏，肺寒气逆，故干呕发热而咳。《针经》曰：形寒饮冷则伤肺。以其两寒相感，中外皆伤，故气逆而上行，此之谓也。与小青龙汤，发汗散水。水气内渍，则所传不一，故有或为之证，随证增损，以解化之。

小青龙汤方

麻黄（三两，去节。味甘温）　　芍药（三两。味酸，微寒）　　五味子（半升。味酸温）　　干姜（三两。味辛热）　　甘草（三两，炙。味甘平）　　桂枝（三两，去皮。味辛热）　　半夏（半升，汤洗。味辛，微温）　　细辛（三两。味辛温）

寒邪在表，非甘辛不能散之。麻黄、桂枝、甘草之辛甘，以发散表邪。水停心下而不行，则肾气燥，《内经》曰：肾苦燥，急食辛以润之。干姜、细辛、半夏之辛，以行水气而润肾。咳逆而喘，则肺气逆，《内经》曰：肺欲收，急食酸以收之。芍药、五味子之酸，以收逆气而安肺。

上八味，以水一斗，先煮麻黄，减二升，去上沫，内诸药，煮取三升，去滓，温服一升。

加减法：

若微利者，去麻黄，加荛花，如鸡子大，熬令赤色。

下利者，不可攻其表，汗出必胀满。麻黄发其阳，水渍入胃，必作利。荛花下十二水，水去利则止。

若渴者，去半夏，加栝蒌根三两。

辛燥而苦润，半夏辛而燥津液，非渴者所宜，故去之；栝蒌味苦而生津液，故加之。

若噎者，去麻黄，加附子一枚，炮。

《经》曰：水得寒气，冷必相搏，其人即𫗦。加附子，温散水寒。病人有寒，复发汗，胃中冷，必吐蛔，去麻黄，恶发汗。

若小便不利，少腹满，去麻黄，加茯苓四两。

水蓄下焦不行，为小便不利，少腹满。麻黄发津液于外，非所宜也；茯苓泄蓄水于下，加所当也。

若喘者，去麻黄，加杏仁半升，去皮、尖。

《金匮要略》曰：其人形肿，故不内麻黄，内杏子。以麻黄发其阳故也。喘呼形肿，水气标本之疾。

（41）伤寒，心下有水气，咳而微喘，发热不渴，（服汤已渴者，此寒去欲解也）小青龙汤主之。

咳而微喘者，水寒射肺也；发热不渴者，表证未罢也。与小青龙汤，发表散水。服汤已渴者，里气温，水气散，为欲解也。

（42）太阳病，外证未解，脉浮弱者，当以汗解，宜桂枝汤。

脉浮弱者，荣弱卫强也。

（43）太阳病，下之微喘者，表未解故也，桂枝加厚朴杏仁汤主之。

下后大喘，则为里气太虚，邪气传里，正气将脱也；下后微喘，则为里气上逆，邪不能传里，犹在表也。与桂枝汤以解外，加厚朴、杏仁以下逆气。

（44）太阳病，外证未解者，不可下也，下之为逆。欲解外者，宜桂枝汤主之。

《经》曰：本发汗而复下之，为逆也；若先发汗，治不为逆。

（45）太阳病，先发汗不解，而复下之，脉浮者不愈。浮为在外，而反下之，故令不愈。今脉浮，故知在外，当须解外则愈，宜桂枝汤。

《经》曰"柴胡汤证具，而以他药下之，柴胡汤证仍在者，复与柴胡汤。此虽已下之，不为逆"，则其类矣。

（46）太阳病，脉浮紧，无汗，发热，身疼痛，八九日不解，表证仍在，此当发其汗，（服药已微除，其人发烦目瞑，剧者必衄，衄乃解。所以然者，阳气重故也）麻黄汤主之。

脉浮紧，无汗，发热，身疼痛，太阳伤寒也。虽至八九日，而表证仍在，亦当发其汗。既服温暖发散汤药，虽未作大汗，亦微除也。烦者，身热也，邪气不为汗解，郁而变热，蒸于经络，发于肌表，故生热烦。肝受血而能视，始者气伤荣，寒既变热，则血为热搏，肝气不治，故目瞑也。剧者热甚于经，迫血妄行而为衄，得衄则热随血散而解。阳气重者，热气重也。与麻黄汤，以解前太阳伤寒之邪也。

（47）太阳病，脉浮紧，发热，身无汗，自衄者愈。

风寒在经，不得汗解，郁而变热，衄则热随血散，故云自衄者愈。

（48）二阳并病。太阳初得病时，发其汗，汗先出不彻，因转属阳明，续自微汗出，不恶寒。若太阳病证不罢者，不可下，下之为逆，如此可小发汗。设面色缘缘正赤者，阳气怫郁在表，当解之、熏之。若发汗不彻，不足言阳气怫郁，不得越，当汗不汗，其人躁烦，不知痛处，乍在腹中，乍在四肢，按之不可得，其人短气但坐，以汗出不彻故也，更发汗则愈。何以知汗出不彻？以脉涩故知也。

太阳病未解，传并入阳明，而太阳证未罢者，名曰并病。续自微汗出，不恶寒者，为太阳证罢，阳明证具也，法当下之；若太阳证未罢者，为表未解，则不可下，当小发其汗，先解表也。阳明之经循面，色缘缘正赤者，阳气怫郁在表也，当解之、熏之，以取其汗。若发汗不彻者，不足言阳气怫郁，止是当汗不汗，阳气不得越散，邪无从出，拥甚于经，故燥烦。邪循经行，则痛无常处，或在腹中，或在四肢，按之不可得，而短气，但责以汗出不彻，更发汗则愈。《内经》曰：诸过者，切之涩者，阳气有余，为身热无汗。是以脉涩，知阳气拥郁，而汗出不彻。

（49）脉浮数者，法当汗出而愈，若下之，身重心悸者，不可发汗，当自汗出乃解。所以然者，尺中脉微，此里虚，须表里实，津液自和，便自汗出愈。

《经》曰：诸脉浮数，当发热而洒淅恶寒。言邪气在表也，是当汗出愈。若下之，身重心悸者，损其津液，虚其胃气。若身重心悸，而尺脉实者，则下后里虚，邪气乘虚传里也。今尺脉微，身重心悸者，知下后里虚，津液不足，邪气不传里，但在表也。然以津液不足，则不可发汗。须里气实，津液足，便自汗出而愈。

（50）脉浮紧者，法当身疼痛，宜以汗解之。假令尺中迟者，不可发汗。何以知之然？以荣气不足，血少故也。

《针经》曰：夺血者无汗。尺脉迟者，为荣血不足，故不可发汗。

（51）脉浮者，病在表，可发汗，宜麻黄汤。

浮为轻手得之，以候皮肤之气。《内经》曰：其在皮者，汗而发之。

（52）脉浮而数者，可发汗，宜麻黄汤。

浮则伤卫，数则伤荣，荣卫受邪，为病在表，故当汗散。

（53）病常自汗出者，此为荣气和，荣气和者，外不谐，以卫气不共荣气和谐故尔。以荣行脉中，卫行脉外，复发其汗，荣卫和则愈，宜桂枝汤。

风则伤卫，寒则伤荣。卫受风邪，而荣不病者，为荣气和也。卫既客邪，则不能与荣气和谐，亦不能卫护皮腠，是以常自汗出。与桂枝汤，解散风邪，调和荣卫，则愈。

（54）病人藏无他病，时发热自汗出而不愈者，此卫气不和也。先其时发汗则愈，宜桂枝汤主之。

藏无他病，里和也。卫气不和，表病也。《外台》云：里和表病，汗之则愈。所谓先其时者，先其发热汗出之时，发汗则愈。

（55）伤寒，脉浮紧，不发汗，因致衄者，麻黄汤主之。

伤寒，脉浮紧，邪在表也，当与麻黄汤发汗；若不发汗，则邪无从出，拥甚于经，迫血妄行，因致衄也。

（56）伤寒，不大便六七日，头痛有热者，与承气汤。其小便清者，知不在里，仍在表也，当须发汗，（若头痛者，必衄）宜桂枝汤。

不大便六七日，头痛有热者，故宜当下。若小便清者，知里无热，则不可下。《经》曰：小便数者，大便必硬，不更衣十日，无所苦也。况此不大便六七日，小便清者，不可责邪在里，是仍在表也，与桂枝汤以解外。若头疼不已，为表不罢，郁甚于经，迫血妄行，上为衄也。

（57）伤寒发汗，解半日许，复烦，脉浮数者，可更发汗，宜桂枝汤主之。

烦者，热也。发汗身凉为已解，至半日许身复热，脉浮数者，邪不尽也，可更发汗，与桂枝汤。

（58）凡病，若发汗，若吐，若下，若亡津液，阴阳自和者，必自愈。

重亡津液，则不能作汗，必待阴阳自和，乃自愈矣。

（59）大下之后，复发汗，小便不利者，亡津液故也，勿治之，得小便利，必自愈。

注解伤寒论

因亡津液而小便不利者，不可以药利之，俟津液足，小便利，必自愈也。

（60）下之后，复发汗，必振寒，脉微细。所以然者，以内外俱虚故也。

发汗则表虚而亡阳，下之则里虚而亡血。振寒者，阳气微也；脉微细者，阴血弱也。

（61）下之后，复发汗，昼日烦躁不得眠，夜而安静，不呕不渴，无表证，脉沉微，身无大热者，干姜附子汤主之。

下之虚其里，汗之虚其表，既下又汗，则表里俱虚。阳主于昼，阳欲复，虚不胜邪，正邪交争，故昼日烦躁不得眠；夜阴为主，阳虚不能与之争，是夜则安静。不呕不渴者，里无热也；身无大热者，表无热也。又，无表证而脉沉微，知阳气大虚，阴寒气胜。与干姜附子汤，退阴复阳。

干姜附子汤方

干姜（一两。味辛热）　附子（一枚生用，去皮，破八片。味辛热）

《内经》曰：寒淫所胜，平以辛热。虚寒大甚，是以辛热剂胜之也。

上二味，以水三升，煮取一升，去滓，顿服。

（62）发汗后，身疼痛，脉沉迟者，桂枝加芍药生姜各一两人参三两新加汤主之。

汗后身疼痛，邪气未尽也；脉沉迟，荣血不足也。《经》曰：其脉沉者，荣气微也。又曰：迟者，荣气不足，血少故也。与桂枝汤，以解未尽之邪；加芍药、生姜、人参，以益不足之血。

（63）发汗后，不可更行桂枝汤，汗出而喘，无大热者，可与麻黄杏仁甘草石膏汤主之。

发汗后喘，当作桂枝加厚朴杏仁汤，汗出则喘愈；今汗出而喘，为邪气拥甚，桂枝汤不能发散，故不可更行桂枝汤。汗出而喘，有大热者，内热气甚也；无大热者，表邪必甚也。与麻黄杏子甘草石膏汤，以散其邪。

麻黄杏仁甘草石膏汤方

麻黄（四两，去节。味甘温）　杏仁（五十个，去皮、尖。味甘温）　甘草

（二两，炙。味甘平）　　石膏（半斤，碎，绵裹。味甘寒）

《内经》曰：肝苦急，急食甘以缓之。风气通于肝，风邪外甚，故以纯甘之剂发之。

上四味，以水七升，先煮麻黄，减二升，去上沫，内诸药，煮取二升，去滓，温服一升。（本云：黄耳杯）

（64）发汗过多，其人叉手自冒心，心下悸，欲得按者，桂枝甘草汤主之。

发汗过多，亡阳也。阳受气于胸中，胸中阳气不足，故病叉手自冒心。心下悸，欲得按者，与桂枝甘草汤，以调不足之气。

桂枝甘草汤方

桂枝（四两，去皮。味辛热）　　甘草（二两，炙。味甘平）

桂枝之辛，走肺而益气；甘草之甘，入脾而缓中。

上二味，以水三升，煮取一升，去滓，顿服。

（65）发汗后，其人脐下悸者，欲作奔豚，茯苓桂枝甘草大枣汤主之。

汗者，心之液。发汗后，脐下悸者，心气虚而肾气发动也。肾之积，名曰奔豚，发则从少腹上至心下，为肾气逆，欲上凌心。今脐下悸，为肾气发动，故云"欲作奔豚"。与茯苓桂枝甘草大枣汤，以降肾气。

茯苓桂枝甘草大枣汤方

茯苓（半斤。味甘平）　　甘草（二两，炙。味甘平）　　大枣（十五枚，擘。味甘平）　　桂枝（四两，去皮）

茯苓以伐肾邪；桂枝能泄奔豚；甘草、大枣之甘，滋助脾土，以平肾气；煎用甘澜水者，扬之无力，取不助肾气也。

上四味，以甘澜水一斗，先煮茯苓，减二升，内诸药，煮取三升，去滓，温服一升，日三服。作甘澜水法，取水二斗，置大盆内，以勺扬之，水上有珠子五六千颗相逐，取用之。

（66）发汗后，腹胀满者，厚朴生姜甘草半夏人参汤主之。

吐后腹胀与下后腹满皆为实，言邪气乘虚入里为实。发汗后，外已解也；腹胀满，知非里实，由脾胃津液不足，气涩不通，壅而为满。与此汤，和脾胃而降气。

厚朴生姜甘草半夏人参汤方

厚朴（半斤，去皮，炙。味苦温）　生姜（半斤，切。味辛温）　半夏（半斤，洗。味辛平）　人参（一两。味温）　甘草（二两，炙。味甘平）

《内经》曰：脾欲缓，急食甘以缓之，用苦泄之。厚朴之苦，以泄腹满；人参、甘草之甘，以益脾胃；半夏、生姜之辛，以散滞气。

上五味，以水一斗，煮取三升，去滓，温服一升，日三服。

（67）伤寒若吐若下后，心下逆满，气上冲胸，起则头眩，脉沉紧，发汗则动经，身为振振摇者，茯苓桂枝白术甘草汤主之。

吐下后，里虚，气上逆者，心下逆满，气上冲胸；表虚，阳不足，起则头眩。脉浮紧，为邪在表，当发汗；脉沉紧，为邪在里，则不可发汗。发汗则外动经络，损伤阳气，阳气外虚，则不能主持诸脉，身为振振摇也。与此汤，以和经益阳。

茯苓桂枝白术甘草汤方

茯苓（四两。味甘平）　桂枝（三两，去皮。味辛热）　白术（二两。味苦甘温）　甘草（二两，炙。味甘平）

阳不足者，补之以甘，茯苓、白术，生津液而益阳也；里气逆者，散之以辛，桂枝、甘草，行阳散气。

上四味，以水六升，煮取三升，去滓，分温三服。

（68）发汗，病不解，反恶寒者，虚故也，芍药甘草附子汤主之。

发汗病解，则不恶寒；发汗病不解，表实者，亦不恶寒；今发汗，病且不解，又反恶寒者，荣卫俱虚也。汗出则荣虚，恶寒则卫虚，与芍药甘草附子汤，以补荣卫。

芍药甘草附子汤方

芍药（三两。味酸，微寒）　甘草（三两，炙。味甘平）　附子（一枚，炮，去皮，破八片。味辛热）

芍药之酸，收敛津液而益荣；附子之辛温，固阳气而补卫；甘草之甘，调和辛酸而安正气。

以上三味，以水五升，煮取一升五合，去滓，分温服。疑非仲景意。

（69）发汗若下之，病仍不解，烦躁者，茯苓四逆汤主之。

发汗若下，病宜解也，若病仍不解，则发汗外虚阳气，下之内虚阴气，阴阳俱虚，邪独不解，故生烦躁。与茯苓四逆汤，以复阴阳之气。

茯苓四逆汤方

茯苓（六两。味甘平）　人参（一两。味甘温）　甘草（二两，炙。味甘平）干姜（一两半。味辛热）　附子（一枚，生用，去皮，破八片。味辛热）

四逆汤以补阳，加茯苓、人参以益阴。

上五味，以水五升，煮取三升，去滓，温服七合，日三服。

（70）发汗后，恶寒者，虚故也；不恶寒，但热者，实也，当和胃气，与调胃承气汤。

汗出而恶寒者，表虚也；汗出而不恶寒，但热者，里实也。《经》曰：汗出不恶寒者，此表解里未和。与调胃承气汤，和胃气。

（71）太阳病，发汗后，大汗出，胃中干，烦躁不得眠，欲得饮水者，少少与饮之，令胃气和则愈。若脉浮，小便不利，微热消渴者，与五苓散主之。

发汗已解，胃中干，烦躁不得眠，欲饮水者，少少与之，胃气得润则愈。若脉浮者，表未解也。饮水多，而小便少者，谓之消渴，里热甚实也。微热消渴者，热未成实，上焦燥也。与五苓散，生津液，和表里。

五苓散方

猪苓（十八铢，去皮。味甘平）　泽泻（一两六铢半。味酸咸）　茯苓（十八铢。味甘平）　桂（半两，去皮。味辛热）　白术（十八铢。味甘平）

淡者一也，口入一而为甘，甘甚而反淡，甘缓而淡渗。猪苓、白术、茯苓三味之甘，润虚燥而利津液；咸味下泄为阴，泽泻之咸，以泄伏水；辛甘发散为阳，桂枝之辛甘，以和肌表。

上五味为末，以白饮和，服方寸匕，日三服，多饮暖水，汗出愈。

注解伤寒论

119

（72）发汗已，脉浮数，烦渴者，五苓散主之。

发汗已，脉浮数者，表邪未尽也；烦渴，亡津液，胃燥也。与五苓散，和表润燥。

（73）伤寒，汗出而渴者，五苓散主之。不渴者，茯苓甘草汤主之。

伤寒，汗出而渴者，亡津液，胃燥，邪气渐传里也，五苓散以和表里；若汗出不渴者，邪气不传里，但在表而表虚也，与茯苓甘草汤，和表合卫。

茯苓甘草汤方

茯苓（二两。味甘平）　桂枝（二两，去皮。味辛热）　生姜（三两，切。味辛温）　甘草（一两，炙。味甘平）

茯苓、甘草之甘，益津液而和卫；桂枝、生姜之辛，助阳气而解表。

上四味，以水四升，煮取二升，去滓，分温三服。

（74）中风发热，六七日不解而烦，有表里证，渴欲饮水，水入则吐者，名曰水逆，五苓散主之。

中风发热，至六七日，则当解；若不解，烦者，邪在表也；渴欲饮水，邪传里也。里热甚则能消水，水入则不吐；里热少则不能消水，停积不散，饮而吐水也。以其因水而吐，故名水逆。与五苓散，和表里，散停饮。

（75）未持脉时，病人手叉自冒心，师因教试令咳而不咳者，此必两耳聋无闻也。所以然者，以重发汗，虚故如此。

发汗多，亡阳，胸中阳气不足者，病人手叉自冒心。师见外证，知阳气不足也；又试令咳而不即咳者，耳聋也，知阳气虚，明矣。耳聋者，阳气虚，精气不得上通于耳故也。

发汗后，饮水多，必喘，以水灌之，亦喘。

喘，肺疾。饮水多，喘者，饮冷伤肺也；以冷水灌洗而喘者，形寒伤肺也。

（76）发汗后，水药不得入口为逆，若更发汗，必吐下不止。

发汗后，水药不得入口，为之吐逆，发汗亡阳，胃中虚冷也。若更发汗，则愈损阳气，胃气大虚，故吐下不止。

发汗吐下后，虚烦不得眠，若剧者，必反复颠倒，心中懊侬，栀子豉汤主之。

发汗吐下后，邪热乘虚，客于胸中，谓之虚烦者，热也，胸中烦热郁闷而不得发散者是也。热气伏于里者，则喜睡；今热气浮于上，烦扰阳气，故不得眠。心恶热，热甚则必神昏，是以剧者反复颠倒而不安，心中懊恼而愦闷。懊恼者，俗谓鹘突是也。《内经》曰：其高者因而越之。与栀子豉汤，以吐胸中之邪。

栀子豉汤方

栀子（十四枚，擘。味苦寒）　香豉（四合，绵裹。味苦寒）

酸苦涌泄为阴。苦以涌吐，寒以胜热，栀子豉汤相合，吐剂宜矣。

上二味，以水四升，先煮栀子，得二升半，内豉，煮取一升半，去滓，分为二服，温进一服。得吐者，止后服。

若少气者，栀子甘草豉汤主之。若呕者，栀子生姜豉汤主之。

少气者，热伤气也，加甘草以益气；呕者，热烦而气逆也，加生姜以散气。少气，则气为热搏，散而不收者，甘以补之可也；呕，则气为热搏，逆而不散者，辛以散之可也。

（77）发汗若下之，而烦热、胸中窒者，栀子豉汤主之。

阳受气于胸中，发汗若下，使阳气不足，邪热客于胸中，结而不散，故烦热而胸中窒塞。与栀子豉汤，以吐胸中之邪。

（78）伤寒五六日，大下之后，身热不去，心中结痛者，未欲解也，栀子豉汤主之。

伤寒五六日，邪气在里之时。若大下后，身热去，心胸空者，为欲解；若大下后，身热去，而心结痛者，结胸也；身热不去，心中结痛者，虚烦也。结胸为热结胸中，为实，是热气已收敛于内，则外身热去；虚烦为热客胸中，未结为实，散漫为烦，是以身热不去。六七日为欲解之时，以热为虚烦，故云未欲解也。与栀子豉汤，以吐除之。

（79）伤寒下后，心烦腹满，卧起不安者，栀子厚朴汤主之。

下后但腹满，而不心烦，即邪气入里，为里实；但心烦，而不腹满，即邪气在胸中，为虚烦；既烦且满，则邪气壅于胸腹之间也，满则不能坐，烦则不能卧，故卧起不安。与栀子厚朴汤，吐烦泄满。

栀子厚朴汤方

栀子（十四枚，擘。味苦寒）　　厚朴（四两，姜炙，去皮。苦温）　　枳实（四枚，水浸，去穰，炒。味苦寒）

酸苦涌泄。栀子之苦，以涌虚烦；厚朴枳实之苦，以泄腹满。

以上三味，以水三升半，煮取一升半，去滓，分二服，温进一服，得吐者，止后服。

（80）伤寒，医以丸药大下之，身热不去，微烦者，栀子干姜汤主之。

丸药不能除热，但损正气，邪气乘虚，留于胸中，而未入深者，则身热不去而微烦。与栀子干姜汤，吐烦，益正气。

栀子干姜汤方

栀子（十四枚，擘。味苦寒）　　干姜（二两。味辛热）

苦以涌之，栀子之苦以吐烦；辛以润之，干姜之辛以益气。

上二味，以水三升半，煮取一升半，去滓，分二服。温进一服，得吐者，止后服。

（81）凡用栀子汤，病人旧微溏者，不可与服之。

病人旧微溏者，里虚而寒在下也，虽烦，则非蕴热，故不可与栀子汤。《内经》曰：先泄而后生他病者，治其本，必且调之，后乃治其他病。

（82）太阳病发汗，汗出不解，其人仍发热，心下悸，头眩，身𥆧动，振振欲擗地者，真武汤主之。

发汗不解，仍发热，邪气未解也；心下悸，头眩，身𥆧动，振振欲擗地者，汗出亡阳也。里虚为悸，上虚为眩，经虚为身𥆧振振摇，与真武汤主之，温经复阳。

（83）咽喉干燥者，不可发汗。

津液不足也。

（84）淋家不可发汗，发汗必便血。

膀胱里热则淋，反以汤药发汗，亡耗津液，增益客热，膀胱虚燥，必小便血。

（85）疮家虽身疼痛，不可发汗，发汗则痉。

表虚聚热则生疮，疮家身疼如伤寒，不可发汗，发汗则表气愈虚，热势愈甚生风，故变痓也。

（86）衄家不可发汗，汗出必额上陷，脉急紧，直视不能眴，不得眠。

衄者，上焦亡血也。若发汗，则上焦津液枯竭，经络干涩，故额上陷，脉急紧。诸脉者皆属于目，筋脉紧急，则牵引其目，故直视不能眴。眴，瞬，合目也。《针经》曰：阴气虚则目不瞑。亡血为阴虚，是以不得眠也。

（87）亡血家，不可发汗，发汗则寒栗而振。

《针经》曰：夺血者无汗，夺汗者无血。亡血发汗，则阴阳俱虚，故寒栗而振摇。

（88）汗家，重发汗，必恍惚心乱，小便已阴疼，与禹余粮丸。（阙）

汗者心之液，汗家重发汗，则心虚，恍惚心乱；夺汗则无水，故小便已，阴中疼。

（89）病人有寒，复发汗，胃中冷，必吐蛔。

病人有寒，则当温散，反发汗，损阳气，胃中冷，必吐蛔也。

（90）本发汗而复下之，此为逆也；若先发汗，治不为逆。本先下之，而反汗之，为逆；若先下之，治不为逆。

病在表者，汗之为宜，下之为逆；病在里者，下之为宜，汗之为逆。《经》曰：阳盛阴虚，汗之则死，下之则愈；阳虚阴盛，汗之则愈，下之则死。

（91）伤寒，医下之，续得下利，清谷不止，身疼痛者，急当救里；后身疼痛，清便自调者，急当救表。救里宜四逆汤，救表宜桂枝汤。

伤寒下之，续得下利，清谷不止，身疼痛者，以里气不足，必先救之，急与四逆汤。得清便自调，知里气已和，然后急与桂枝汤以救表，身疼者，表邪也。《内经》曰：病发而不足，标而本之，先治其标，后治其本。此以寒为本也。

（92）病发热头痛，脉反沉，若不差，身体疼痛，当救其里，宜四逆汤。

发热头痛，表病也。脉反沉者，里脉也。《经》曰：表有病者，脉当浮大，今脉反沉迟，故知愈也。见表病而得里脉则当差，若不差，为内虚寒甚也。与四逆汤，救其里。

（93）太阳病，先下之而不愈，因复发汗，以此表里俱虚，其人因致冒，冒家汗出自愈。所以然者，汗出表和故也。得里未和，然后复下之。

冒者，郁也。下之则里虚而亡血，汗之则表虚而亡阳，表里俱虚，寒气拂郁，其人因致冒。《金匮要略》曰：亡血复汗，寒多，故令郁冒。汗出则拂郁之邪得解，则冒愈。《金匮要略》曰：冒家欲解，必大汗出。汗出表和而里未和者，然后复下之。

（94）太阳病未解，脉阴阳俱停，必先振栗，汗出而解。但阳脉微者，先汗出而解；但阴脉微者，下之而解。若欲下之，宜调胃承气汤主之。

脉阴阳俱停，无偏胜者，阴阳气和也。《经》曰：寸口、关上、尺中三处，大小、浮沉、迟数同等，此脉阴阳为和平，虽剧，当愈。今阴阳既和，必先振栗汗出而解。但阳脉微者，阳不足而阴有余也。《经》曰：阳虚阴盛，汗之则愈。阴脉微者，阴不足而阳有余也。《经》曰：阳盛阴虚，下之则愈。

（95）太阳病，发热汗出者，此为荣弱卫强，故使汗出。欲救邪风者，宜桂枝汤。

太阳中风，风并于卫，则卫实而荣虚。荣者，阴也；卫者，阳也。发热汗出，阴弱阳强也。《内经》曰：阴虚者，阳必凑之。故少气时热而汗出，与桂枝汤，解散风邪，调和荣卫。

（96）伤寒五六日，中风，往来寒热，胸胁苦满，默默不欲饮食，心烦喜呕，或胸中烦而不呕，或渴，或腹中痛，或胁下痞硬，或心下悸、小便不利，或不渴，身有微热，或咳者，与小柴胡汤主之。

病有在表者，有在里者，有在表里之间者。此邪气在表里之间，谓之半表半里证。五六日，邪气自表传里之时。中风者，或伤寒至五六日也。《玉函》曰"中风五六日，伤寒，往来寒热"即是或中风，或伤寒，非是伤寒再中风，中风复伤寒也。《经》曰"伤寒中风，有柴胡证，但见一证便是，不必悉具"者，正是谓或中风，或伤寒也。邪在表则寒，邪在里则热，今邪在半表半里之间，未有定处，是以寒热往来也。邪在表则心腹不满，邪在里则心腹胀满，今止言胸胁苦满，知邪气在表里之间，未至于心腹满。言胸胁苦满，知邪气在表里也。默默，静也。邪在表则呻吟不安，邪在里则烦闷乱。《内经》曰：阳入之阴则静。默默者，邪方自表之里，在表里之间也。邪在表则能食，邪在里则不能食，不欲食者，邪在表里之间，未至于必不能食也。邪在表则不烦不呕，邪在里则烦满而呕，烦喜呕者，邪在表，方传里也。邪初入里，未有定处，则所传不一，故有或为之证。有柴胡证，但见一证便是，即是此或为之证。

小柴胡汤方

柴胡（半斤。味苦，微寒）　黄芩（三两。味苦寒）　人参（三两。味甘温）
甘草（三两。味甘平）　半夏（半升，洗。味辛温）　生姜（三两，切。味辛温）
　大枣（十三枚，擘。味甘温）

《内经》曰：热淫于内，以苦发之。柴胡、黄芩之苦，以发传邪之热。
里不足者，以甘缓之。人参、甘草之甘，以缓中和之气。邪半入里，则里
气逆，辛以散之，半夏以除烦呕；邪半在表，则荣卫争之，辛甘解之，姜
枣以和荣卫。

上七味，以水一斗二升，煮取六升，去滓，再煎，取三升，温服一
升，日三服。

后加减法：

若胸中烦而不呕，去半夏、人参，加栝蒌实一枚。

胸中烦而不呕，热聚而气不逆也。甘者令人中满，方热聚，无用人参
之补；辛散逆气，既不呕，无用半夏之辛温。热宜寒疗，聚宜苦，栝蒌实
苦寒，以泄胸中蕴热。

若渴者，去半夏，加人参，合前成四两半，栝蒌根四两。

半夏燥津液，非渴者所宜。人参甘而润，栝蒌根苦而凉，彻热生津，
二物为当。

若腹中痛者，去黄芩，加芍药三两。

去黄芩，恶寒中。加芍药，以通壅。

若胁下痞硬，去大枣，加牡蛎四两。

甘令人中满，痞者，去大枣之甘。咸以软之，痞硬者，加牡蛎之咸。

若心下悸、小便不利者，去黄芩，加茯苓四两。

饮而水蓄不行，为悸、小便不利。《内经》曰"肾欲坚，急食苦以坚
肾"，则水益坚，故去黄芩。淡味渗泄为阳，茯苓甘淡以泄伏水。

若不渴，外有微热者，去人参，加桂三两，温覆，取微汗，愈。

不渴者，里和也，故去人参。外有微热，表未解也，加桂以发汗。

若咳者，去人参、大枣、生姜，加五味子半升，干姜二两。

咳者，气逆也。甘则壅气，故去人参、大枣。《内经》曰：肺欲收，

急食酸以收之。五味子之酸，以收逆气。肺寒则咳，散以辛热，故易生姜以干姜之热也。

（97）血弱气尽，腠理开，邪气因入，与正气相搏，结于胁下，正邪分争，往来寒热，休作有时，默默不欲饮食，藏府相连，其痛必下，邪高痛下，故使呕也，小柴胡汤主之。

人之气血随时盛衰，当月廓空之时，则为血弱气尽，腠理开疏之时也。邪气乘虚，伤人则深，《针经》曰"月廓空，则海水东盛，人血气虚，卫气去，形独居，肌肉减，皮肤缓，腠理开，毛发残，膲理薄，垢落，当是时遇贼风，则其入深"者是矣。邪因正虚，自表之里，而结于胁下，与正分争，作往来寒热，默默不欲饮食，此为自外之内。经络与藏府相连，气随经必传于里，故曰其痛下。"痛"，一作"病"。邪在上焦为邪高，邪渐传里为痛下；里气与邪气相搏，逆而上行，故使呕也。与小柴胡汤，以解半表半里之邪。

服柴胡汤已，渴者，属阳明也，以法治之。

服小柴胡汤，表邪已，而渴，里邪传于阳明也，以阳明治之。

（98）得病六七日，脉迟浮弱，恶风寒，手足温，医二三下之，不能食，而胁下满痛，面目及身黄，颈项强，小便难者，与柴胡汤，后必下重。本渴，而饮水呕者，柴胡汤不中与也。食谷者哕。

得病六七日，脉迟浮弱，恶风寒，手足温，则邪气在半表半里，未为实，反二三下之，虚其胃气，损其津液，邪蕴于里，故不能食而胁下满痛。胃虚为热蒸之，熏发于外，面目及身悉黄也。颈项强者，表仍未解也。小便难者，内亡津液。虽本柴胡汤证，然以里虚，下焦气涩而小便难，若与柴胡汤，又走津液，后必下重也。不因饮水而呕者，柴胡汤证；若本因饮而呕者，水停心下也。《金匮要略》曰：先渴却呕者，为水停心下，此属饮家。饮水者，水停而呕；食谷者，物聚而哕，皆非小柴胡汤所宜。二者皆柴胡汤之戒，不可不识也。

（99）伤寒四五日，身热恶风，颈项强，胁下满，手足温而渴者，小柴胡汤主之。

身热恶风，颈项强者，表未解也。胁下满而渴者，里不和也。邪在表则手足通热，邪在里则手足厥寒，今手足温者，知邪在表里之间也。与小柴胡汤，以解表里之邪。

（100）伤寒，阳脉涩，阴脉弦，法当腹中急痛者，先与小建中汤，不差者，与小柴胡汤主之。

脉阳涩阴弦，而腹中急痛者，当作里有虚寒治之，与小建中汤，温中散寒；若不差者，非里寒也，必由邪气自表之里，里气不利所致，与小柴胡汤，去黄芩，加芍药，以除传里之邪。

小建中汤方

桂枝（三两，去皮。味辛热） 甘草（三两，炙。味甘平） 大枣（十二枚，擘。味甘温） 芍药（六两。味酸微寒） 生姜（三两，切。味辛温） 胶饴（一升。味甘温）

建中者，建脾也。《内经》曰：脾欲缓，急食甘以缓之。胶饴、大枣、甘草之甘以缓中也。辛，润散也。荣卫不足，润而散之。桂枝、生姜之辛，以行荣卫。酸，收也，泄也。正气虚弱，收而行之。芍药之酸，以收正气。

上六味，以水七升，煮取三升，去滓，内胶饴，更上微火消解，温服一升，日三服。呕家不可用建中汤，以甜故也。

（101）伤寒中风，有柴胡证，但见一证便是，不必悉具。

柴胡证是邪气在表里之间也，或胸中烦而不呕，或渴，或腹中痛，或胁下痞硬，或心下悸、小便不利，或不渴、身有微热，或咳，但见一证，便宜与柴胡汤治之，不必待其证候全具也。

凡柴胡汤病证而下之，若柴胡证不罢者，复与柴胡汤，必蒸蒸而振，却发热汗出而解。

邪在半表半里之间，为柴胡证，即未作里实，医便以药下之，若柴胡证仍在者，虽下之，不为逆，可复与柴胡汤，以和解之。得汤，邪气还表者，外作蒸蒸而热，先经下里虚，邪气欲出，内则振振然也。正气胜，阳气生，却复发热汗出而解也。

（102）伤寒二三日，心中悸而烦者，小建中汤主之。

伤寒二三日，邪气在表，未当传里之时，心中悸而烦，是非邪气搏所致。心悸者，气虚也；烦者，血虚也。以气血内虚，与小建中汤，先建其里。

（103）太阳病，过经十余日，反二三下之，后四五日，柴胡证仍在者，先与小柴胡汤。呕不止，心下急，郁郁微烦者，为未解也，与大柴胡汤下之则愈。

日数过多，累经攻下，而柴胡证不罢者，亦须先与小柴胡汤，以解其表，《经》曰"凡柴胡汤疾证而下之，若柴胡证不罢者，复与柴胡"者是也。呕止者，表里和也；若呕不止，郁郁微烦者，里热已甚，结于胃中也，与大柴胡汤，下其里热，则愈。

大柴胡汤方

柴胡（半斤。味甘平） 黄芩（三两。味苦寒） 芍药（三两。味酸，微寒）半夏（半升，洗。味辛温） 生姜（五两，切。味辛温） 枳实（四枚，炙。味苦寒） 大枣（十二枚，擘。味甘温） 大黄（二两。味苦寒）

柴胡、黄芩之苦，入心而折热；枳实、芍药之酸苦，涌泄而扶阴。辛者，散也，半夏之辛，以散逆气；辛甘，和也，姜、枣之辛甘，以和荣卫。

上八味，以水一斗二升，煮取六升，去滓，再煎，温服一升，日三服。一方用大黄二两。若不加大黄，恐不为大柴胡汤也。

（104）伤寒十三日不解，胸胁满而呕，日晡所发潮热，已而微利。此本柴胡证，下之而不得利，今反利者，知医以丸药下之，非其治也。潮热者，实也，先宜小柴胡汤以解外，后以柴胡加芒硝汤主之。

伤寒十三日，再传经尽，当解之时也。若不解，胸胁满而呕者，邪气犹在表里之间，此为柴胡汤证，若以柴胡汤下之，则更无潮热、自利；医反以丸药下之，虚其肠胃，邪气乘虚入府，日晡所发潮热，热已而利也。潮热虽为热实，然胸胁之邪未已，故先与小柴胡汤以解外，后以柴胡加芒硝以下胃热。

（105）伤寒十三日不解，过经谵语者，以有热也，当以汤下之。若小便利者，大便当硬，而反下利，脉调和者，知医以丸药下之，非其治也。若自下利者，脉当微厥，今反和者，此为内实也，调胃承气汤主之。

伤寒十三日，再传经尽，谓之过经。谵语者，阳明胃热也，当以诸承气汤下之。若小便利者，津液偏渗，大便当硬，反下利者，知医以丸药下之也。下利，脉微而厥者，虚寒也；今脉调和，则非虚寒，由肠虚胃热，协热而利也。与调胃承气汤，以下胃热。

（106）太阳病不解，热结膀胱，其人如狂，血自下，下者愈。其外不解者，尚未可攻，当先解外；外解已，但少腹急结者，乃可攻之，宜桃核承气汤方。

太阳，膀胱经也。太阳经邪热不解，随经入府，为热结膀胱，其人如狂者，为未至于狂，但不宁尔。《经》曰：其人如狂者，以热在下焦。太阳多热，热在膀胱，必与血相搏，若血不为蓄，为热迫之则血自下，血下则热随血出而愈；若血不下者，则血为热搏，蓄积于下，而少腹急结，乃可攻之。与桃核承气汤，下热散血。《内经》曰"从外之内，而盛于内者，先治其外，后调其内"，此之谓也。

桃核承气汤方

桃仁（五十个，去皮、尖。味甘平）　桂枝（二两，去皮。味辛热）　大黄（四两）　芒硝（二两）　甘草（二两，炙）

甘以缓之，辛以散之。少腹急结，缓以桃仁之甘；下焦蓄血，散以桂枝辛热之气，寒以取之。热甚搏血，故加二物于调胃承气汤中也。

上五味，以水七升，煮取二升半，去滓，内芒硝，更上火微沸，下火，先食温服五合，日三服，当微利。

（107）伤寒八九日，下之，胸满烦惊，小便不利，谵语，一身尽重，不可转侧者，柴胡加龙骨牡蛎汤主之。

伤寒八九日，邪气已成热，而复传阳经之时。下之，虚其里，而热不除。胸满而烦者，阳热客于胸中也；惊者，心恶热而神不守也；小便不利者；里虚津液不行也；谵语者，胃热也；一身尽重，不可转侧者，阳气内行于里，不营于表也。与柴胡汤，以除胸满而烦；加龙骨、牡蛎、铅丹，收敛神气而镇惊；加茯苓，以行津液，利小便；加大黄，以逐胃热，止谵语；加桂枝，以行阳气，而解身重。错杂之邪，斯悉愈矣。

柴胡加龙骨牡蛎汤方

半夏（二合，洗）　大枣（六枚）　柴胡（四两）　生姜（一两半，切）　人参（一两半）　龙骨（一两半）　铅丹（一两半）　桂枝（一两半，去皮）　茯苓（一两半）　大黄（二两）　牡蛎（一两半）

上十一味，以水八升，煮取四升，内大黄，切如棋子，更煮一二沸，去滓，温服一升。

（108）伤寒，腹满谵语，寸口脉浮而紧，此肝乘脾也，名曰纵，刺期门。

腹满谵语者，脾胃疾也。浮而紧者，肝脉也。脾病见肝脉，木行乘土也。《经》曰"水行乘火，木行乘土，名曰纵"，此其类矣。期门者，肝之募，刺之以泻肝经盛气。

（109）伤寒发热，啬啬恶寒，大渴欲饮水，其腹必满，自汗出，小便利，其病欲解，此肝乘肺也，名曰横，刺期门。

伤寒发热，啬啬恶寒，肺病也。大渴欲饮水，肝气胜也。《玉函》曰：作大渴，欲饮酢浆，是知肝气胜也。伤寒欲饮水者愈，若不愈而腹满者，此肝行乘肺，水不得行也。《经》曰：木行乘金，名横。刺期门，以泻肝之盛气。肝肺气平水散，而津液得通，外作自汗出，内为小便利而解也。

（110）太阳病二日，反躁，反熨其背，而大汗出，大热入胃，胃中水竭，躁烦，必发谵语，十余日，振栗，自下利者，此为欲解也。故其汗从腰以下不得汗，欲小便不得，反呕，欲失溲，足下恶风，大便硬，小便当数，而反不数及不多，大便已，头卓然而痛，其人足心必热，谷气下流故也。

太阳病二日，则邪在表，不当发躁，而反躁者，热气行于里也。反熨其背而发汗，大汗出，则胃中干燥，火热入胃，胃中燥热，躁烦而谵语，至十余日，振栗，自下利者，火邪势微，阴气复生，津液得复也，故为欲解。火邪去，大汗出则愈。若从腰以下不得汗，则津液不得下通，故欲小便不得，热气上逆而反呕也。欲失溲，足下恶风者，气不得通于下而虚也。津液偏渗，令大便硬者，小便当数。《经》曰：小便数者，大便必硬也。此以火热内燥，津液不得下通，故小便不数及不多也。若火热消，津液和，则结硬之便得润，因自大便也。便已，头卓然而痛者，先大便硬，则阳气不得下通；既得大便，则阳气降下，头中阳虚，故卓然而痛。谷气者，阳气也。先阳气不通于下之时，足下恶风，今阳气得下，故足心热也。

（111）太阳病中风，以火劫发汗，邪风被火热，血气流溢，失其常度。两阳相熏灼，其身发黄。阳盛则欲衄，阴虚则小便难。阴阳俱虚竭，身体则枯燥，但头汗出，剂颈而还，腹满微喘，口干咽烂，或不大便，久则谵语，甚者至哕，手足躁扰，捻衣摸床。小便利者，其人可治。

风为阳邪，因火热之气，则邪风愈甚，迫于血气，使血气流溢，失其常度。风与火气，谓之两阳，两阳相熏灼，热发于外，必发身黄。若热搏于经络，为阳盛外热，迫血上行，必衄；热搏于内者，为阴虚内热，必小便难。若热消血气，血气少，为阴阳俱虚，血气虚少，不能荣于身体，为之枯燥。三阳经络至颈，三阴至胸中而还。但头汗出，剂颈而还者，热气炎上搏阳，而不搏于阴也。《内经》曰：诸胀腹大，皆属于热。腹满微喘者，热气内郁也。《内经》曰：火气内发，上为口干咽烂者，火热上熏也。热气上而不下者，则大便不硬。若热气下入胃，消耗津液，则大便硬，故云"或不大便"。久则胃中燥热，必发谵语。《内经》曰：病深者，其声哕。火气大甚，正气逆乱，则哕。《内经》曰：四肢者，诸阳之本也。阳盛则四肢实，火热大甚，故手足躁扰，捻衣摸床，扰乱也。小便利者，为火未剧，津液未竭，而犹可治也。

（112）伤寒脉浮，医以火迫劫之，亡阳，必惊狂、起卧不安者，桂枝去芍药加蜀漆牡蛎龙骨救逆汤主之。

伤寒脉浮，责邪在表，医以火劫发汗，汗大出者，亡其阳。汗者心之液，亡阳则心气虚。心恶热，火邪内迫，则心神浮越，故惊狂、起卧不安。与桂枝汤，解未尽表邪；去芍药，以芍药益阴，非亡阳所宜也；火邪错逆，加蜀漆之辛以散之；阳气亡脱，加龙骨、牡蛎之涩以固之。《本草》云"涩可去脱"，龙骨、牡蛎之属是也。

桂枝去芍药加蜀漆龙骨牡蛎救逆汤方

桂枝（三两，去皮）　甘草（二两，炙）　生姜（三两，切）　牡蛎（五两，熬。味酸咸）　龙骨（四两。味甘平）　大枣（十二枚，擘）　蜀漆（三两，洗去腥。味辛平）

上为末，以水一斗二升，先煮蜀漆，减二升，内诸药，煮取三升，去滓，温服一升。

（113）形作伤寒，其脉不弦紧而弱，弱者必渴，被火者必谵语。弱者发热脉浮，解之当汗出愈。

形作伤寒，谓头痛身热也。脉不弦紧，则无伤寒表脉也。《经》曰：诸弱发热。则脉弱为里热，故云弱者必渴。若被火气，两热相合，抟于胃中，胃中躁烦，必发谵语。脉弱发热者，得脉浮，为邪气还表，当汗出而解矣。

（114）太阳病，以火熏之，不得汗，其人必躁，到经不解，必清血，名为火邪。

此火邪迫血，而血下行者也。太阳病，用火熏之，不得汗，则热无从出，阴虚被火，必发躁也。六日传经尽，至七日再到太阳经，则热气当解；若不解，热气迫血下行，必清血。清，厕也。

（115）脉浮热甚，反灸之，此为实，实以虚治，因火而动，必咽燥唾血。

此火邪迫血，而血上行者也。脉浮热甚为表实，医以脉浮为虚，用火灸之，因火气动血，迫血上行，故咽燥唾血。

（116）微数之脉，慎不可灸，因火为邪，则为烦逆，追虚逐实，血散脉中，火气虽微，内攻有力，焦骨伤筋，血难复也。

微数之脉，则为热也，灸则除寒，不能散热，是慎不可灸也。若反灸之，热因火则甚，遂为烦逆。灸本以追虚，而复逐热为实，热则伤血，又加火气，使血散脉中，气主呴之，血主濡之，气血消散，不能濡润筋骨，致骨焦筋伤，血散而难复也。

脉浮，宜以汗解，用火灸之，邪无从出，因火而盛，病从腰以下必重而痹，名火逆也。

脉浮在表，宜以汗解之，医以火灸取汗，而不得汗，邪无从出，又加火气相助，则热愈甚。身半以上，同天之阳；半身以下，同地之阴。火性炎上，则腰以下阴气独治，故从腰以下必重而痹也。

欲自解者，必当先烦，乃有汗而解。何以知之？脉浮，故知汗出解也。

烦，热也。邪气还表，则为烦热，汗出而解。以脉浮，故为邪还表也。

（117）烧针令其汗，针处被寒，核起而赤者，必发奔豚，气从少腹上冲心者，灸其核上各一壮，与桂枝加桂汤，更加桂二两。

烧针发汗，则损阴血，而惊动心气，针处被寒，气聚而成核。心气因惊而虚，肾气乘寒气而动，发为奔豚。《金匮要略》曰：病有奔豚，从惊发得之。肾气欲上乘心，故其气从少腹上冲心也。先灸核上，以散其寒；与桂枝加桂汤，以泄奔豚之气。

（118）火逆下之，因烧针烦躁者，桂枝甘草龙骨牡蛎汤主之。

先火为逆，复以下除之，里气因虚，又加烧针，里虚而为火热所烦，故生烦躁。与桂枝甘草龙骨牡蛎汤，以散火邪。

桂枝甘草龙骨牡蛎汤方

桂枝（一两）　　甘草（二两）　　牡蛎（二两，熬）　　龙骨（二两）

辛甘发散，桂枝、甘草之辛甘，以发散经中之火邪；涩可去脱，龙骨、牡蛎之涩，以收敛浮越之正气。

上为末，以水五升，煮取二升半，去滓，温服八合，日三服。

（119）太阳伤寒者，加温针必惊也。

寒则伤荣，荣气微者，加烧针，则血留不行。惊者，温针损荣血而动心气。《金匮要略》曰：血气少者，属于心。

（120）太阳病，当恶寒发热，今自汗出，不恶寒发热，关上脉细数者，以医吐之过也。一二日吐之者，腹中饥，口不能食；三四日吐之者，不喜糜粥，欲食冷食，朝食暮吐。以医吐之所致也，此为小逆。

恶寒发热，为太阳表病；自汗出，不恶寒发热者，阳明证。本太阳表病，医反吐之，伤动胃气，表邪乘虚传于阳明也。以关脉细数，知医吐之所致。病一二日，为表邪尚寒而未成热，吐之则表寒传于胃中，胃中虚寒，故腹中饥而口不能食。病三四日，则表邪已传成热，吐之则表热乘虚入胃，胃中虚热，故不喜糜粥，欲食冷食，朝食暮吐也。朝食暮吐者，晨食入胃，胃虚不能克化，即知，至暮胃气行里，与邪气相搏，则胃气反逆，而以胃气尚在，故止云小逆。

（121）太阳病吐之，但太阳病当恶寒，今反不恶寒，不欲近衣，此为吐之内烦也。

太阳表病，医反吐之，伤于胃气，邪热乘虚入胃，胃为邪热内烦，故不恶寒，不欲近衣也。

（122）病人脉数，数为热，当消谷引食，而反吐者，此以发汗，令阳气微，膈气虚，脉乃数也。数为客热，不能消谷，以胃中虚冷，故吐也。

阳受气于胸中，发汗外虚阳气，是令阳气微，膈气虚也。数为热，本热则合消谷，客热则不能消谷。因发汗，外损阳气，致胃中虚冷，故吐也。

（123）太阳病，过经十余日，心下温温欲吐，而胸中痛，大便反溏，腹微满，郁郁微烦，先此时自极吐下者，与调胃承气汤。若不尔者，不可与。但欲呕，胸中痛，微溏者，此非柴胡证，以呕故知极吐下也。

心下温温欲吐，郁郁微烦，胸中痛，当责邪热客于胸中。大便反溏，腹微满，则邪热已下于胃也。日数虽多，若不经吐下，止是传邪，亦未可下，当与柴胡汤，以除上中二焦之邪。若曾吐下，伤损胃气，胃虚则邪乘虚入胃为实，非柴胡汤所能去，调胃承气汤下胃热。以呕，知胃气先曾伤动也。

（124）太阳病六七日，表证仍在，脉微而沉，反不结胸，其人发狂者，以热在下焦，少腹当硬满，小便自利者，下血乃愈，（所以然者，以太阳随经，瘀热在里故也）抵当汤主之。

太阳，经也；膀胱，府也。此太阳随经入府者也。六七日，邪气传里之时。脉微而沉，邪气在里之脉也。表证仍在者，则邪气犹浅，当结于胸中；若不结于胸中，其人发狂者，热结在膀胱也。《经》曰：热结膀胱，其人如狂。此发狂，则热又深也。少腹硬满，小便不利者，为无血也；小便自利者，血证谛也，与抵当汤，以下蓄血。

抵当汤方

水蛭（三十个，熬。味咸，苦寒）　虻虫（三十个，熬，去翅、足。味苦，微寒）　桃仁（二十个，去皮、尖。味苦甘平）　大黄（三两，酒浸。味苦寒）

苦走血，咸胜血，虻虫、水蛭之咸苦，以除蓄血。甘缓结，苦泄热，桃仁、大黄之苦，以下结热。

上四味为末，以水五升，煮取三升，去滓，温服一升，不下再服。

（125）太阳病，身黄，脉沉结，少腹硬，小便不利者，为无血也；小便自利，其人如狂者，血证谛也，抵当汤主之。

身黄，脉沉结，少腹硬，小便不利者，胃热发黄也，可与茵陈汤。身黄，脉沉结，少腹硬，小便自利，其人如狂者，非胃中瘀热，为热结下焦，而为蓄血也，与抵当汤以下蓄血。

（126）伤寒有热，少腹满，应小便不利，今反利者，为有血也，当下之，不可余药，宜抵当丸。

伤寒有热，少腹满，是蓄血于下焦，若热蓄津液不通，则小便不利；其热不蓄津液而蓄血不行，小便自利者，乃为蓄血，当与桃仁承气汤、抵当汤下之。然此无身黄屎黑，又无喜忘发狂，是未至于甚，故不可余快峻之药也，可与抵当丸，小可下之也。

抵当丸方

水蛭（二十个。味苦寒）　虻虫（二十五个，去翅、足，熬。味苦，微寒）
桃仁（二十个，去皮、尖）　大黄（三两）

上四味，杵分为四丸，以水一升，煮一丸，取七合服之，晬时当下血。若不下者，更服。

（127）太阳病，小便利者，以饮水多，必心下悸；小便少者，必苦里急也。

饮水多而小便自利者，则水不内蓄，但腹中水多，令心下悸。《金匮要略》曰：食少饮多，水停心下，甚者则悸。饮水多而小便不利，则水蓄于内而不行，必苦里急也。

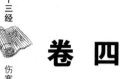
卷 四

辨太阳病脉证并治法（下）第七

（128）问曰：病有结胸，有藏结，其状何如？

答曰：按之痛，寸脉浮，关脉沉，名曰结胸也。

（129）何谓藏结？

答曰：如结胸状，饮食如故，时时下利，寸脉浮，关脉小细沉紧，名曰藏结。舌上白苔滑者，难治。

结胸者，邪结在胸；藏结者，邪结在藏，二者皆下后邪气乘虚入里所致。下后邪气入里，与阳相结者，为结胸，以阳受气于胸中故尔；与阴相结者，为藏结，以阴受之则入五藏故尔。气与宜通而塞，故痛。邪结阳分，则阴气不得上通；邪结阴分，则阳气不得下通，是二者皆心下硬痛。寸脉浮，关脉沉，知邪结在阳也；寸脉浮，关脉小细沉紧，知邪结在阴也。阴结而阳不结，虽心下结痛，饮食亦自如，故阴气乘肠虚而下，故时时自下利。阴得阳则解，藏结得热证多，则易治；舌上白苔滑者，邪气结胸中亦寒，故云难治。

（130）藏结无阳证，不往来寒热，其人反静，舌上苔滑者，不可攻也。

藏结，于法当下。无阳证，为表无热；不往来寒热，为半表半里无热；其人反静，为里无热。《经》曰：舌上如苔者，以丹田有热，胸中有寒。以表里皆寒，故不可攻。

（131）病发于阳而反下之，热入因作结胸；病发于阴而反下之，因作痞。所以成结胸者，以下之太早故也。

发热恶寒者，发于阳也，而反下之，则表中阳邪入里，结于胸中，为结胸。无热恶寒者，发于阴也，而反下之，表中之阴入里，结于心下，

136

为痞。

结胸者，项亦强，如柔痓状。下之则和，宜大陷胸丸方。

结胸病，项强者，为邪结胸中，胸膈结满，心下紧实，但能仰而不能俯，是项强，亦如柔痓之状也。与大陷胸丸，下结泄满。

大陷胸丸方

大黄（半斤。味苦寒）　葶苈（半升，熬。味苦寒）　芒硝（半升。味咸寒）
杏仁（半升，去皮、尖，熬黑。味苦甘温）

大黄、芒硝之苦咸，所以下热；葶苈、杏仁之苦甘，所以泄满；甘遂取其直达，白蜜取其润利，皆以下泄满实物也。

上四味，捣筛二味，内杏仁、芒硝，合研如脂，和散，取如弹丸一枚；别捣甘遂末一钱匕，白蜜二合，水二升，煮取一升，温顿服之，一宿乃下。如不下，更服，取下为效。禁如药法。

（132）结胸证，其脉浮大者，不可下，下之则死。

结胸，为邪结胸中，属上焦之分，得寸脉浮、关脉沉者，为在里，则可下。若脉浮大，心下虽结，是在表者犹多，未全结也，下之重虚，邪气复结，则难可制，故云"下之则死"。

（133）结胸证悉具，烦躁者亦死。

结胸证悉具，邪结已深也。烦躁者，正气散乱也。邪气胜正，病者必死。

（134）太阳病，脉浮而动数，浮则为风，数则为热，动则为痛，数则为虚，头痛发热，微盗汗出，而反恶寒者，表未解也。医反下之，动数变迟，膈内拒痛，胃中空虚，客气动膈，短气躁烦，心中懊恼，阳气内陷，心下因硬，则为结胸，大陷胸汤主之。若不结胸，但头汗出，余处无汗，剂颈而还，小便不利，身必发黄也。

动数皆阳脉也，当责邪在表。睡而汗出者，谓之盗汗，为邪气在半表半里，则不恶寒；此头痛发热，微盗汗出，反恶寒者，表未解也，当发其汗。医反下之，虚其胃气，表邪乘虚则陷。邪在表则见阳脉，邪在里则见阴脉。邪气内陷，动数之脉所以变迟；而浮脉独不变者，以邪结胸中，上焦阳结，脉不得而沉也。客气者，外邪乘胃中空虚入里，结于胸膈，膈中拒痛者，客气动膈也。《金匮要略》曰：短气不足以息者，实也。短气躁

注解伤寒论

烦，心中懊侬，皆邪热为实。阳气内陷，气不得通于膈，壅于心下，为硬满而痛，成结胸也。与大陷胸汤，以下结热。若胃中空虚，阳气内陷，不结于胸膈，下入于胃中者，遍身汗出，则为热越，不能发黄；若但头汗出，身无汗，剂颈而还，小便不利者，热不得越，必发黄也。

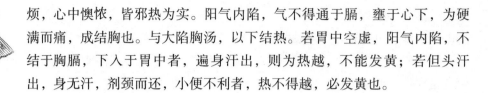

大陷胸汤方

　　大黄（六两，去皮。苦寒）　　芒硝（一升。咸寒）　　甘遂（一钱。苦寒）

　　大黄，谓之将军，以苦荡涤。芒硝，一名硝石，以其咸能软硬。夫间有遂，以通水也。甘遂，若夫间之遂，其气可以直达透结。陷胸，三物为允。

　　上三味，以水六升，先煮大黄，取二升，去滓，内芒硝，煮一两沸，内甘遂末，温服一升，得快利，止后服。

　　（135）伤寒六七日，结胸热实，脉沉而紧，心下痛，按之石硬者，大陷胸汤主之。

　　病在表而下之，热入因作结胸，此不云"下后"，而云"伤寒六七日"，则是传里之实热也。沉为在里，紧为里实，以心下痛，按之实硬，是以为结胸。与大陷胸汤，以下结热。

　　（136）伤寒十余日，热结在里，复往来寒热者，与大柴胡汤；但结胸，无大热者，此为水结在胸胁也，但头微汗出者，大陷胸汤主之。

　　伤寒十余日，热结在里，是可下之证；复往来寒热，为正邪分争，未全敛结，与大柴胡汤下之。但结胸，无大热者，非热结也，是水饮结于胸胁，谓之水结胸。周身汗出者，是水饮外散，则愈；若但头微汗出，余处无汗，是水饮不得外泄，停蓄而不行也，与大陷胸汤，以逐其水。

　　（137）太阳病，重发汗而复下之，不大便五六日，舌上燥而渴，日晡所小有潮热，从心下至少腹硬满而痛不可近者，大陷胸汤主之。

　　重发汗而复下之，则内外重亡津液，而邪热内结，致不大便五六日，舌上燥而渴也。日晡潮热者，属胃；此日晡小有潮热，非但在胃，从心下至少腹硬满而痛不可近者，是一腹之中，上下邪气俱甚也。与大陷胸汤，以下其邪。

　　（138）小结胸病，正在心下，按之则痛，脉浮滑者，小陷胸汤主之。

　　心下硬痛，手不可近者，结胸也。正在心下，按之则痛，是热气犹浅，谓之小结胸。结胸，脉沉紧，或寸浮关沉；今脉浮滑，知热未深结。与小陷胸汤，以除胸膈上结热也。

小陷胸汤方

黄连（一两。苦寒）　　半夏（半升，洗。辛温）　　栝蒌实（大者一个。味苦寒）

苦以泄之，辛以散之，黄连、栝蒌实苦寒以泄热，半夏之辛以散结。

上三味，以水六升，先煮栝蒌取三升，去滓，内诸药，煮取二升，去滓，分温三服。

（139）太阳病二三日，不能卧，但欲起，心下必结，脉微弱者，此本有寒分也，反下之，若利止，必作结胸；未止者，四日复下之，此作协热利也。

太阳病二三日，邪在表也。不能卧，但欲起，心下必结者，以心下结满，卧则气壅而愈甚，故不能卧而但欲起也。心下结满，有水分，有寒分，有气分。今脉微弱，知本有寒分。医见心下结，而反下之，则太阳表邪乘虚入里，利止则邪气留结，为结胸；利不止，至次日复如前下利不止者，是邪热下攻肠胃，为协热利也。

（140）太阳病下之，其脉促，不结胸者，此为欲解也；脉浮者，必结胸也；脉紧者，必咽痛；脉弦者，必两胁拘急；脉细数者，头痛未止；脉沉紧者，必欲呕；脉沉滑者，协热利；脉浮滑者，必下血。

此太阳病下之后，邪气传变。其脉促者为阳盛，下后脉促，为阳胜阴也，故不作结胸，为欲解。下后脉浮，为上焦阳邪结，而为结胸也。《经》曰：结胸者，寸脉浮，关脉沉。下后脉紧，则太阳之邪传于少阴。《经》曰：脉紧者，属少阴。《内经》曰：邪客于少阴之络，令人咽痛，不可内食。所以脉紧者，必咽痛。脉弦则太阳之邪传于少阳。《经》曰：尺寸俱弦者，少阳受病也。其脉循胁，络于耳，所以脉弦者必两胁拘急。下后邪气传里，则头痛未止，脉细数为邪未传里而伤气也，细为气少，数为在表，故头痛未止。脉沉紧，则太阳之邪传于阳明，为里实也。沉为在里，紧为里实，阳明里实，故必欲呕。脉滑，则太阳之邪传于肠胃，以滑为阴气有余，知邪气入里，干于下焦也。沉为血胜气虚，是为协热利；浮为气胜血虚，是知必下血。《经》曰"不宜下而便攻之，诸变不可胜数"，此之谓也。

（141）病在阳，应以汗解之，反以冷水潠之，若灌之，其热被却不得去，弥更益烦，肉上粟起，意欲饮水，反不渴者，服文蛤散，若不差者，与五苓散；寒实结胸，无热证者，与三物小陷胸汤，白散亦可服。

病在阳，为邪在表也，法当汗出而解；反以冷水潠之，灌洗，热被寒水，外不得出，则反攻其里，弥更益烦，肉上粟起者，水寒之气客于皮肤也；意欲饮水者，里有热也；反不渴者，寒在表也。与文蛤散，以散表中水寒之气。若不差，是水热相搏，欲传于里，与五苓散发汗以和之。始热在表，因水寒制之，不得外泄，内攻于里，结于胸膈，心下硬痛，本是水寒伏热为实，故谓之寒实结胸。无热证者，外无热，而热悉收敛于里也，与小陷胸汤，以下逐之。白散下热，故亦可攻。

文蛤散方

文蛤（五两。味咸寒）

咸走肾邪，可以胜水气。

上一味，为散，以沸汤和一钱匕服，汤用五合。

白散方

桔梗（三分。味辛苦，微温）　　巴豆（一分，去皮心，熬黑，研如脂。平）
贝母（三分。味辛苦平）

辛散而苦泄，桔梗、贝母之苦辛，用以下气；巴豆之辛，用以散实。

上件三味为末，内巴豆，更于白中杵之，以白饮和服。强人半钱，羸者减之。病在膈上必吐，在膈下必利。不利，进热粥一杯；利过不止，进冷粥一杯。身热皮粟不解，欲引衣自覆者，若水以潠之洗之，益令热却不得出，当汗而不汗，则烦。假令汗出已，腹中痛，与芍药三两，如上法。

（142）太阳与少阳并病，头项强痛，或眩冒，时如结胸，心下痞硬者，当刺大椎第一间、肺俞、肝俞，慎不可发汗，发汗则谵语，脉弦，五六日谵语不止，当刺期门。

太阳之脉，络头，下项。头项强痛者，太阳表病也。少阳之脉，循胸，络胁。如结胸，心下痞硬者，少阳里病也。太阳、少阳相并为病，不纯在表，故头项不但强痛，而或眩冒；亦未全入里，故时如结胸，心下痞硬，此邪在半表半里之间也。刺大椎第一间、肺俞，以泻太阳之邪；刺肝俞，以泻少阳之邪。邪在表，则可发汗；邪在半表半里，则不可发汗，发汗则亡津液，损动胃气，少阳之邪因干于胃，土为木刑，必发谵语。脉弦，至五六日，传经尽，邪热去，而谵语当止；若复不止，为少阳邪热甚也，刺期门，以泻肝胆之气。

（143）妇人中风，发热恶寒，经水适来，得之七八日，热除，而脉迟身凉，胸胁下满，如结胸状，谵语者，此为热入血室也，当刺期门，随其实而泻之。

中风，发热恶寒，表病也。若经水不来，表邪传里则入府，而不入血室也；因经水适来，血室空虚，至七八日邪气传里之时，更不入府，乘虚而入于血室。热除，脉迟身凉者，邪气内陷而表证罢也。胸胁下满，如结胸状，谵语者，热入血室而里实。期门者，肝之募，肝主血。刺期门者，泻血室之热。审看何经气实，更随其实而泻之。

（144）妇人中风七八日，续得寒热，发作有时，经水适断者，此为热入血室，其血必结，故使如疟状，发作有时，小柴胡汤主之。

中风七八日，邪气传里之时。本无寒热，而续得寒热，经水适断者，此为表邪乘血室虚，入于血室，与血相搏，而血结不行，经水所以断也。血气与邪分争，致寒热如疟，而发作有时。与小柴胡汤，以解传经之邪。

（145）妇人伤寒发热，经水适来，昼日明了，暮则谵语，如见鬼状者，此为热入血室。无犯胃气及上二焦，必自愈。

伤寒发热者，寒已成热也。经水适来，则血室虚空，邪热乘虚入于血室。若昼日谵语，为邪客于府，与阳争也；此昼日明了，暮则谵语，如见鬼状，是邪不入府，入于血室，与阴争也。阳盛谵语，则宜下；此热入血室，不可与下药，犯其胃气。热入血室，血结实热者，与小柴胡汤，散邪发汗；此虽热入血室，而不留结，不可与发汗药，犯其上焦。热入血室，胸胁满，如结胸状者，可刺期门；此虽热入血室，而无满结，不可刺期门，犯其中焦。必自愈者，以经行则热随血去，血下也已，则邪热悉除而愈矣。所为发汗为犯上焦者，发汗则动卫气，卫气出上焦故也；刺期门为犯中焦者，刺期门则动荣气，荣气出中焦故也。《脉经》曰：无犯胃气及上二焦，必自愈。岂谓药不谓针耶？

（146）伤寒六七日，发热，微恶寒，肢节烦疼，微呕，心下支结，外证未去者，柴胡加桂枝汤主之。

伤寒六七日，邪当传里之时。支，散也。呕而心下结者，里证也，法当攻里。发热，微恶寒，肢节烦疼，为外证未去，不可攻里，与柴胡桂枝汤以和解之。

（147）伤寒五六日，已发汗而复下之，胸胁满微结，小便不利，渴而不呕，但头汗出，往来寒热，心烦者，此为未解也，柴胡桂枝干姜汤主之。

伤寒五六日，已经汗下之后，则邪当解；今胸胁满微结，小便不利，渴而不呕，但头汗出，往来寒热，心烦者，即邪气犹在半表半里之间，为未解也。胸胁满微结，寒热，心烦者，邪在半表半里之间也。小便不利而渴者，汗下后亡津液，内燥也。若热消津液，令小便不利而渴者，其人必呕；今渴而不呕，知非里热也。伤寒汗出则和，今但头汗出，而余处无汗者，津液不足，而阳虚于上也。与柴胡桂枝干姜汤，以解表里之邪，复津液而助阳也。

柴胡桂枝干姜汤方

柴胡（半斤。苦平）　桂枝（三两，去皮。味辛热）　干姜（三两。味辛热）栝蒌根（四两。味苦寒）　黄芩（三两。苦味寒）　牡蛎（三两，熬。味咸寒）甘草（二两，炙。味甘平）

《内经》曰：热淫于内，以苦发之。柴胡、黄芩之苦，以解传里之邪。辛甘发散为阳，桂枝、甘草之辛甘，以散在表之邪。咸以软之，牡蛎之咸，以消胸胁之满。辛以润之，干姜之辛，以固阳虚之汗。津液不足而为渴，苦以坚之，栝蒌之苦，以生津液。

上七味，以水一斗二升，煮取六升，去滓，再煎，取三升，温服一升，日三服。初服微烦，复服汗出便愈。

（148）伤寒五六日，头汗出，微恶寒，手足冷，心下满，口不欲食，大便硬，脉细者，此为阳微结，必有表复有里也，脉沉亦在里也。汗出为阳微，假令纯阴结，不得复有外证，悉入在里；此为半在里半在外也，脉虽沉紧，不得为少阴病。所以然者，阴不得有汗，今头汗出，故知非少阴也。可与小柴胡汤，设不了了者，得屎而解。

伤寒五六日，邪当传里之时。头汗出，微恶寒者，表仍未解也。手足冷，心下满，口不欲食，大便硬，脉细者，邪结于里也。大便硬为阳结，此邪热虽传于里，然以外带表邪，则热结犹浅，故曰阳微结。脉沉虽为在里，若纯阴结，则更无头汗恶寒之表证。诸阴脉皆至颈、胸中而还，不上循头，今头汗出，知非少阴也。与小柴胡汤，以除半表半里之邪。服汤已，外证罢，而不了了者，为里热未除，与汤取其微利则愈，故云"得屎而解"。

（149）伤寒五六日，呕而发热者，柴胡汤证具，而以他药下之，柴胡证仍在者，复与柴胡汤，此虽已下之，不为逆，必蒸蒸而振，却发热汗出而解；若心下满而硬痛者，此为结胸也，大陷胸汤主之；但满而不痛者，此为痞，柴胡不中与之，宜半夏泻心汤。

伤寒五六日，邪在半表半里之时；呕而发热，邪在半表半里之证，是为柴胡证具。以他药下之，柴胡证不罢者，不为逆，却与柴胡汤则愈。若下后邪气传里者，邪在半表半里，则阴阳俱有邪。至于下后邪气传里，亦有阴阳之异。若下后阳邪传里者，则结于胸中，为结胸，以胸中为阳受气之分，与大陷胸汤，以下其结；阴邪传里者，则留于心下，为痞，以心下为阴受气之分，与半夏泻心汤，以通其痞。《经》曰"病发于阳而反下之，热入因作结胸；病发于阴而反下之，因作痞"，此之谓也。

半夏泻心汤方

半夏（半升，洗。味辛平） 黄芩（味苦寒） 干姜（味辛热） 人参（以上各三两。味甘温） 黄连（一两。味苦寒） 大枣（十二枚，擘。味温甘） 甘草（三两，炙。味甘平）

辛入肺而散气，半夏之辛，以散结气。苦入心而泄热，黄芩、黄连之苦，以泻痞热。脾欲缓，急食甘以缓之，人参、甘草、大枣之甘以缓之。

上七味，以水一斗，煮取六升，去滓，再煮，取三升，温服一升，日三服。

（150）太阳、少阳并病，而反下之，成结胸，心下硬，下利不止，水浆不下，其人心烦。

太阳、少阳并病，为邪气在半表半里也，而反下之，二经之邪乘虚而入。太阳表邪入里，结于胸中，为结胸，心下硬。少阳里邪乘虚下干肠胃，遂利不止，若邪结阴分，则饮食如故，而为藏结；此为阳邪内结，故水浆不下，而心烦。

（151）脉浮而紧，而复下之，紧反入里，则作痞，按之自濡，但气痞耳。

浮而紧，浮为伤阳，紧为伤阴，当发其汗而反下之，若浮入里，为阳邪入里，则作结胸；浮不入里，而紧入里者，阴邪入里，则作痞。

（152）太阳中风，下利呕逆，表解者，乃可攻之。其人漐漐汗出，发作有时，头痛，心下痞硬满，引胁下痛，干呕短气，汗出不恶寒者，此表解里未和也，十枣汤主之。

下利呕逆，里受邪也，邪在里者可下，亦须待表解者，乃可攻之。其人漐漐汗出，发作有时，不恶寒者，表已解也；头痛，心下痞硬满，引胁下痛，干呕短气者，邪热内蓄，而有伏饮，是里未和也。与十枣汤，下热逐饮。

十枣汤方

芫花（熬。味辛苦）　　甘遂（味苦寒）　　大戟（味苦寒）　　大枣（十枚，擘。味甘温）

辛以散之，芫花之辛，以散饮；苦以泄之，甘遂、大戟之苦，以泄水。水者，肾所主也；甘者，脾之味也。大枣之甘者，益土而胜水。

上三味等分，各别捣为散，以水一升半，先煮大枣肥者十枚，取八合，去滓，内药末，强人服一钱匕，羸人服半钱，温服之。平旦服。若下少，病不除者，明日更服，加半钱。得快下利后，糜粥自养。

（153）太阳病，医发汗，遂发热恶寒，因复下之，心下痞，表里俱虚，阴阳气并竭，无阳则阴独；复加烧针，因胸烦，面色青黄，肤𥆧者，难治；今色微黄，手足温者，易愈。

太阳病，因发汗，遂发热恶寒者，外虚阳气，邪复不除也；因复下之，又虚其里，表中虚，邪内陷，传于心下为痞。发汗表虚，为竭阳；下之里虚，为竭阴。表证罢，为无阳；里有痞，为阴独。又加烧针，虚不胜火，火气内攻，致胸烦也。伤寒之病，以阳为主，其人面色青，肤肉𥆧动者，阳气大虚，故云难治；若面色微黄，手足温者，即阳气得复，故云易愈。

（154）心下痞，按之濡，其脉关上浮者，大黄黄连泻心汤主之。

心下硬，按之痛，关脉沉者，实热也。心下痞，按之濡，其脉关上浮者，虚热也。大黄黄连汤，以导其虚热。

大黄黄连泻心汤方

大黄（二两。味苦寒）　　黄连（一两。味苦寒）

《内经》曰：火热受邪，心病生焉。苦入心，寒除热，大黄、黄连之苦寒，以导泻心下之虚热。但以麻沸汤渍服者，取其气薄而泄虚热。

上二味，以麻沸汤二升渍之，须臾，绞去滓，分温再服。

（155）心下痞，而复恶寒汗出者，附子泻心汤主之。

心下痞者，虚热内伏也；恶寒汗出者，阳气外虚也。与泻心汤攻痞，加附子以固阳。

（156）本以下之，故心下痞，与泻心汤。痞不解，其人渴而口燥烦，小便不利者，五苓散主之。

本因下后成痞，当与泻心汤除之；若服之，痞不解，其人渴而口燥烦，小便不利者，为水饮内蓄，津液不行，非热痞也，与五苓散，发汗散水则愈。一方"忍之一日乃愈"者，不饮水者，外水不入，所停之水得行，而痞亦愈也。

（157）伤寒汗出解之后，胃中不和，心下痞硬，干噫食臭，胁下有水气，腹中雷鸣，下利者，生姜泻心汤主之。

胃为津液之主，阳气之根。大汗出后，外亡津液，胃中空虚，客气上逆，心下痞硬。《金匮要略》曰：中焦气未和，不能消谷，故令噫。干噫食臭者，胃虚而不杀谷也。胁下有水气，腹中雷鸣，土弱不能胜水也。与泻心汤以攻痞，加生姜以益胃。

（158）伤寒中风，医反下之，其人下利日数十行，谷不化，腹中雷鸣，心下痞硬而满，干呕心烦不得安；医见心下痞，谓病不尽，复下之，其痞益甚。此非结热，但以胃中虚，客气上逆，故使硬也。甘草泻心汤主之。

伤寒中风，是伤寒或中风也。邪气在表，医反下之，虚其肠胃，而气内陷也。下利日数十行，谷不化，腹中雷鸣者，下后里虚胃弱也。心下痞硬，干呕心烦不得安者，胃中空虚，客气上逆也。与泻心汤以攻表，加甘草以补虚。前以汗后胃虚，是外伤阳气，故加生姜；此以下后胃虚，是内损阴气，故加甘草。

（159）伤寒服汤药，下利不止，心下痞硬，服泻心汤已，复以他药下之，利不止，医以理中与之，利益甚。理中者，理中焦，此利在下焦，赤石脂禹余粮汤主之。复利不止者，当利其小便。

伤寒，服汤药下后，利不止，而心下痞硬者，气虚而客气上逆也。与泻心汤攻之，则痞已；医复以他药下之，又虚其里，致利不止也。理中丸，脾胃虚寒下利者，服之愈；此以下焦虚，故与之，其利益甚。《圣济经》曰：滑则气脱，欲其收也。如开肠洞泄、便溺遗失，涩剂所以收之。此利由下焦不约，与赤石脂禹余粮汤，以涩洞泄。下焦主厘清浊，下利者，水谷不分也。若服涩剂而利不止，当利小便，以分其气。

赤石脂禹余粮汤方

赤石脂（一斤，碎。味甘温）　禹余粮（一斤，碎。味甘平）

《本草》云：涩可去脱。石脂之涩，以收敛之；重可去怯。余粮之重，以镇固。

以上二味，以水六升，煮取二升，去滓，三服。

（160）伤寒吐下后，发汗，虚烦，脉甚微，八九日心下痞硬，胁下痛，气上冲咽喉，眩冒，经脉动惕者，久而成痿。

伤寒吐下后，发汗则表里之气俱虚，虚烦，脉甚微，为正气内虚，邪气独在。至七八日，正气当复，邪气当罢，而心下痞，胁下痛，气上冲咽喉，眩冒者，正气内虚而不复，邪气留结而不去。经脉动惕者，经络之气虚极，久则热气还经，必成痿弱。

（161）伤寒发汗，若吐，若下，解后，心下痞硬，噫气不除者，旋覆代赭石汤主之。

大邪虽解，以曾发汗、吐、下，胃气弱而未和，虚气上逆，故心下痞硬，噫气不除。与旋覆代赭石汤，降虚气而和胃。

旋覆代赭石汤方

旋覆花（三两。味咸温）　人参（二两。味甘温）　生姜（五两，切。味辛温）　半夏（半升，洗。味辛温）　代赭石（一两。味苦寒）　大枣（十二枚，

擘。甘温）　甘草（三两，炙。味甘平）

硬则气坚，咸味可以软之，旋覆之咸，以软痞硬。虚则气浮，重剂可以镇之，代赭石之重，以镇虚逆。辛者，散也，生姜、半夏之辛，以散虚痞。甘者，缓也，人参、甘草、大枣之甘，以补胃弱。

上七味，以水一斗，煮取六升，去滓，再煎，取三升，温服一升，日三服。

（162）下后不可更行桂枝汤，若汗出而喘，无大热者，可与麻黄杏子甘草石膏汤。

前第三卷二十六证云：发汗后，不可更行桂枝汤。汗出而喘，无大热者，为与此证治法同。汗下虽殊，既不当损正气则一；邪气所传既同，遂用一法治之，《经》所谓"若发汗、若下、若吐后"是矣。

（163）太阳病，外证未除而数下之，遂协热而利，利下不止，心下痞硬，表里不解者，桂枝人参汤主之。

外证未除而数下之，为重虚其里，邪热乘虚而入，里虚协热，遂利不止，而心下痞。若表解，而下利，心下痞者，可与泻心汤；若不下利，表不解，而心下痞者，可先解表，而后攻痞。以表里不解，故与桂枝人参汤，和里解表。

桂枝人参汤方

桂枝（四两，去皮。味辛热）　甘草（四两，炙。味甘平）　白术（三两。味甘平）　人参（三两。味甘温）　干姜（三两。味辛热）

表未解者，辛以散之；里不足者，甘以缓之。此以里气大虚，表里不解，故加桂枝、甘草于理中汤也。

上五味，以水九升，先煮四味，取五升，内桂，更煮，取三升，温服一升，日再夜一服。

（164）伤寒大下后，复发汗，心下痞，恶寒者，表未解也，不可攻痞，当先解表，表解乃可攻痞。解表宜桂枝汤，攻痞宜大黄黄连泻心汤。

大下后，复发汗，则表里之邪当悉已，此心下痞而恶寒者，表里之邪俱不解也。因表不解而下之，为心下痞，先与桂枝汤解表；表解，乃与大黄黄连泻心汤，攻痞。《内经》曰：从外之内而盛于内者，先治其外，而后调其内。

（165）伤寒发热，汗出不解，心下痞硬，呕吐而下利者，大柴胡汤主之。

伤寒发热，寒已成热也。汗出不解，表和而里病也。吐利，心腹濡软，为里虚；呕吐而下利，心下痞硬者，是里实也。与大柴胡汤，以下里热。

（166）病如桂枝证，头不痛，项不强，寸脉微浮，胸中痞硬，气上冲咽喉不得息者，此为胸有寒也，当吐之，宜瓜蒂散。

病如桂枝证，为发热、汗出、恶风，言邪在表也。头痛、项强，为桂枝汤证具。若头不痛，项不强，则邪不在表而传里也。浮为在表，沉为在里。今寸脉微浮，则邪不在表，亦不在里，而在胸中也。胸中与表相应，故知邪在胸中者，犹如桂枝证而寸脉微浮也。以胸中痞硬，上冲咽喉不得息，知寒邪客于胸中，而不在表也。《千金》曰：气浮上部，填塞心胸，胸中满者，吐之则愈。与瓜蒂散，以吐胸中之邪。

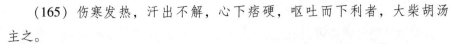

瓜蒂散方

瓜蒂（一分，熬黄。味苦寒）　赤小豆（一分。味酸温）

其高者越之，越以瓜蒂、豆豉之苦；在上者涌之，以赤小豆之酸。《内经》曰：酸苦涌泄为阴。

上二味，各别捣筛，为散已，合治之，取一钱匕，以香豉一合，用热汤七合，煮作稀糜，去滓，取汁和散，温顿服之。不吐者，少少加，得快吐乃止。诸亡血虚家，不可与瓜蒂散。

（167）病胁下素有痞，连在脐旁，痛引少腹，入阴筋者，此名藏结，死。

素有宿昔之积，结于胁下，为痞。今因伤寒，邪气入里，与宿积相助，使藏之真气结而不通，致连在脐旁，痛引少腹，入阴筋而死。

（168）伤寒病，若吐若下后，七八日不解，热结在里，表里俱热，时时恶风，大渴，舌上干燥而烦，欲饮水数升者，白虎加人参汤主之。

若吐若下后，七八日则当解，复不解，而热结在里。表热者，身热也；里热者，内热也。本因吐下后，邪气乘虚内陷为结热，若无表热而纯为里热，则邪热结而为实；此以表热未罢，时时恶风。若邪气纯在表，则恶风无时；若邪气纯在里，则更不恶风；以时时恶风，知表里俱有热也。

邪热结而为实者，则无大渴；邪热散漫，则渴。今虽热结在里，表里俱热，未为结实，邪气散漫，熏蒸焦膈，故大渴，舌上干燥而烦，欲饮水数升。与白虎加人参汤，散热生津。

（169）伤寒无大热，口燥渴，心烦，背微恶寒者，白虎加人参汤主之。

无大热者，为身无大热也。口燥渴，心烦者，当作阳明病；然以背微恶寒，为表未全罢，所以属太阳也。背为阳，背恶寒，口中和者，少阴病也，当与附子汤；今口燥而渴，背虽恶寒，此里也，则恶寒亦不至甚，故云"微恶寒"，与白虎汤和表散热，加人参止渴生津。

（170）伤寒脉浮，发热无汗，其表不解者，不可与白虎汤；渴欲饮水，无表证者，白虎加人参汤主之。

伤寒脉浮，发热无汗，其表不解，不渴者，宜麻黄汤；渴者，宜五苓散，非白虎所宜。大渴欲水，无表证者，乃可与白虎加人参汤，以散里热。临病之工，大宜精别。

（171）太阳、少阳并病，心下硬，颈项强而眩者，当刺大椎、肺俞、肝俞，慎勿下之。

心下痞硬而眩者，少阳也；颈项强者，太阳也。刺大椎、肺俞，以泻太阳之邪，以太阳脉下项挟脊故尔；肝俞以泻少阳之邪，以胆为肝之府故尔。太阳为在表，少阳为在里，即是半表半里证。前第五证云"不可发汗，发汗则谵语"，是发汗攻太阳之邪，少阳之邪益甚干胃，必发谵语；此云"慎勿下之"，攻少阳之邪，太阳之邪乘虚入里，必作结胸。《经》曰：太阳、少阳并病，而反下之，成结胸。

（172）太阳与少阳合病，自下利者，与黄芩汤；若呕者，黄芩加半夏生姜汤主之。

太阳、阳明合病，自下利，为在表，当与葛根汤发汗；阳明、少阳合病，自下利，为在里，可与承气汤下之；此太阳、少阳合病，自下利，为在半表半里，非汗、下所宜，故与黄芩汤，以和解半表半里之邪。呕者，胃气逆也，故加半夏、生姜，以散逆气。

黄芩汤方

黄芩（三两。味苦寒）　　甘草（二两，炙。味甘平）　　芍药（二两。味酸平）

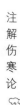

大枣（十二枚，擘。味甘温）

虚而不实者，苦以坚之，酸以收之，黄芩、芍药之苦酸，以坚敛肠胃之气。弱而不足者，甘以补之，甘草、大枣之甘，以补固肠胃之弱。

上四味，以水一斗，煮取三升，去滓，温服一升，日再夜一服。若呕者，加半夏半升，生姜三两。

（173）伤寒，胸中有热，胃中有邪气，腹中痛，欲呕吐者，黄连汤主之。

湿家下后，舌上如苔者，以丹田有热，胸中有寒，是邪气入里，而为下热上寒也；此伤寒邪气传里，而为下寒上热也。胃中有邪气，使阴阳不交，阴不得升，而独治于下，为下寒，腹中痛；阳不得降，而独治于上，为胸中热，欲呕吐。与黄连汤，升降阴阳之气。

黄连汤方

黄连（味苦寒）　甘草（炙。味甘平）　干姜（味辛热）　桂枝（去皮，各三两。味辛热）　人参（二两。味甘温）　半夏（半升，洗。味辛）　大枣（十二枚，擘。味甘温）

上热者，泄之以苦，黄连之苦以降阳；下寒者，散之以辛，桂、姜、半夏之辛以升阴；脾欲缓，急食甘以缓之，人参、甘草、大枣之甘以益胃。

上七味，以水一斗，煮取六升，去滓，温服一升，日三服，夜二服。

（174）伤寒八九日，风湿相搏，身体疼烦，不能自转侧，不呕不渴，脉浮虚而涩者，桂枝附子汤主之。

伤寒与中风家，至七八日再经之时，则邪气多在里，身必不苦疼痛；今日数多，复身体疼烦，不能自转侧者，风湿相搏也。烦者，风也；身疼不能自转侧者，湿也。《经》曰：风则浮虚。《脉经》曰：脉来涩者，为病寒湿也。不呕不渴，里无邪也。脉得浮虚而涩，身有疼烦，知风湿但在经也。与桂枝附子汤，以散表中风湿。

若其人大便硬，小便自利者，去桂枝加白术汤主之。

桂，发汗，走津液。此小便利，大便硬，为津液不足，去桂，加术。

桂枝附子汤方

桂枝（四两，去皮。味辛热）　附子（三枚，炮，去皮，破八片。辛热）生姜（三两，切。味辛温）　甘草（二两，炙。味甘温）　大枣（十二枚，擘。味甘温）

风在表者，散以桂枝、甘草之辛甘；湿在经者，逐以附子之辛热；姜、枣辛甘，行荣卫，通津液，以和表也。

上五味，以水六升，煮取二升，去滓，分温三服。

（175）风湿相搏，骨节烦疼，掣痛不得屈伸，近之则痛剧，汗出短气，小便不利，恶风不欲去衣，或身微肿者，甘草附子汤主之。

风则伤卫，湿流关节，风湿相搏，两邪乱经，故骨节疼烦，掣痛不得屈伸，近之则痛剧也。风胜则卫气不固，汗出短气，恶风不欲去衣，为风在表；湿胜则水气不行，小便不利，或身微肿，为湿外薄也。与甘草附子汤，散湿，固卫气。

甘草附子汤方

甘草（二两，炙。味甘平）　附子（二枚，炮，去皮破。味辛热）　白术（二两。味甘温）　桂枝（四两，去皮。味辛热）

桂枝、甘草之辛甘，发散风邪而固卫；附子、白术之辛甘，解湿气而温经。

上四味，以水六升，煮取三升，去滓，温服一升，日三服，初服得微汗则解。能食，汗出，复烦者，服五合。恐一升多者，宜服六七合为妙。

（176）伤寒，脉浮滑，此表有热，里有寒，白虎汤主之。

浮为在表，滑为在里。表有热，外有热也；里有寒，有邪气传里也。以邪未入府，故止言寒，如瓜蒂散证云“胸上有寒”者是矣。与白虎汤，以解内外之邪。

白虎汤方

知母（六两。味苦寒）　石膏（一斤，碎。味甘寒）　甘草（二两。味甘平）

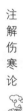

粳米（六合。味甘平）

《内经》曰：热淫所胜，佐以苦甘。知母、石膏之苦甘，以散热；热则伤气，甘以缓之，甘草、粳米之甘，以益气。

上四味，以水一斗，煮米熟汤成，去滓，温服一升，日三服。

（177）伤寒，脉结代，心动悸，炙甘草汤主之。

结代之脉，动而中止，能自还者，名曰结；不能自还者，名曰代，由血气虚衰，不能相续也。心中悸动，知真气内虚也。与炙甘草汤，益虚，补血气，而复脉。

炙甘草汤方

甘草（四两，炙。味甘平）　生姜（三两，切。味辛温）　桂枝（三两，去皮。味辛热）　人参（二两。味甘温）　生地黄（一斤。味甘寒）　阿胶（二两。味温甘）　麦门冬（半升，去心。味甘平）　麻子仁（半升。味甘平）　大枣（十二枚，擘。味甘温）

补可以去弱，人参、甘草、大枣之甘，以补不足之气；桂枝、生姜之辛，以益正气。《圣济经》曰：津耗散为枯，五藏痿弱，荣卫涸流，温剂所以润之。麻仁、阿胶、麦门冬、地黄之甘，润经益血，复脉通心也。

上九味，以清酒七升，水八升，先煮八味，取三升，去滓，内胶烊消尽，温服一升，日三服。一名复脉汤。

（178）脉按之来缓，而时一止复来者，名曰结。又，脉来动而中止，更来小数，中有还者反动，名曰结阴也；脉来动而中止，不能自还，因而复动，名曰代阴也。得此脉者，必难治。

结代之脉，一为邪气留结，一为真气虚衰。脉来动而中止，若能自还，更来小数，止是邪气留结，名曰结阴；若动而中止，不能自还，因其呼吸阴阳相引复动者，是真气衰极，名曰代阴，为难治之脉。《经》曰"脉结者生，代者死"，此之谓也。

卷 五

辨阳明病脉证并治法第八

（179）问曰：病有太阳阳明，有正阳阳明，有少阳阳明，何谓也？

答曰：太阳阳明者，脾约是也。

阳明，胃也。邪自太阳经传之入府者，谓之太阳阳明。《经》曰"太阳病，若吐、若下、若发汗后，微烦，小便数，大便因硬者，与小承气汤"，即是太阳阳明脾约病也。

正阳阳明者，胃家实是也。

邪自阳明经传入府者，谓之正阳阳明。《经》曰"阳明病，脉迟，虽汗出，不恶寒，其身必重，短气，腹满而喘，有潮热者，外欲解，可攻里也，手足濈然汗出者，此大便已硬也，大承气汤主之"，即是正阳阳明胃家实也。

少阳阳明者，发汗、利小便已，胃中燥烦实，大便难是也。

邪自少阳经传之入府者，谓之少阳阳明。《经》曰"伤寒，脉弦细，头痛发热者，属少阳。少阳不可发汗，发汗则谵语，此属胃"，即是少阳阳明病也。

（180）阳明之为病，胃家实也。

邪传入胃，热毒留结，则胃家为实。华佗曰：热毒入胃，要须下去之，不可留于胃中。是知邪在阳明，为胃家实也。

（181）问曰：何缘得阳明病？

答曰：太阳病，发汗，若下，若利小便，此亡津液，胃中干燥，因转属阳明。不更衣，内实，大便难者，此名阳明也。

本太阳病不解，因汗、利小便，亡津液，胃中干燥，太阳之邪入府，转属阳明。古人登厕必更衣，不更衣者，通为不大便。不更衣，则胃中物不得泄，故为内实。胃无津液，加之蓄热，大便则难，为阳明里实也。

（182）问曰：阳明病，外证云何？

答曰：身热，汗自出，不恶寒，反恶热也。

阳明病，为邪入府也。邪在表，则身热汗出而恶寒；邪既入府，则表证已罢，故不恶寒，但身热汗出而恶热也。

（183）问曰：病有得之一日，不发热而恶寒者，何也？

答曰：虽得之一日，恶寒将自罢，即自汗出而恶热也。

邪客在阳明，当发热而不恶寒，今得之一日，犹不发热而恶寒者，即邪未全入府，尚带表邪；若表邪全入，则更无恶寒，必自汗出而恶热也。

（184）问曰：恶寒何故自罢？

答曰：阳明居中，土也，万物所归，无所复传。始虽恶寒，二日自止，此为阳明病也。

胃为水谷之海，主养四旁。四旁有病，皆能传入于胃，入胃则更不复传。如太阳传之入胃，则更不传阳明；阳明病传之入胃，则更不传少阳；少阳病传之入胃，则更不传三阴。

（185）本太阳初得病时，发其汗，汗先出不彻，因转属阳明也。

伤寒传经者，则一日太阳，二日阳明。此太阳传经，故曰转属阳明。

伤寒发热无汗，呕不能食，而反汗出濈濈然者，是转属阳明也。

伤寒发热无汗，呕不能食者，太阳受病也；若反汗出濈濈然者，太阳之邪转属阳明也。《经》曰：阳明病，法多汗。

（186）伤寒三日，阳明脉大。

伤寒三日，邪传阳明之时。《经》曰：尺寸俱长者，阳明受病，当二三日发。阳明气血俱多，又邪并于经，是以脉大。

（187）伤寒脉浮而缓，手足自温者，是为系在太阴，太阴者，身当发黄；若小便自利者，不能发黄；至七八日，大便硬者，为阳明病也。

浮为阳邪，缓为脾脉，伤寒脉浮缓，太阴客热。邪在三阳，则手足热；邪在三阴，则手足寒。今手足自温，是知系在太阴也。太阴，土也，为邪蒸之，则色见于外，当发身黄；小便自利者，热不内蓄，不能发黄。至七八日，大便硬者，即太阴之邪入府，转属阳明也。

（188）伤寒转系阳明者，其人濈然微汗出也。

伤寒则无汗，阳明法多汗，此以伤寒邪转系阳明，故濈然微汗出。

（189）阳明中风，口苦咽干，腹满微喘，发热恶寒，脉浮而紧，若下之，则腹满小便难也。

脉浮在表，紧为里实。阳明中风，口苦咽干，腹满微喘者，热传于里也；发热恶寒者，表仍未解也。若下之，里邪虽去，表邪复入于里，又亡津液，故使腹满而小便难。

（190）阳明病，若能食，名中风；不能食，名中寒。

阳明病，以饮食别受风寒者，以胃为水谷之海，风为阳邪，阳杀谷，故中风者能食；寒为阴邪，阴邪不杀谷，故伤寒者不能食。

（191）阳明病，若中寒，不能食，小便不利，手足濈然汗出，此欲作固瘕，必大便初硬后溏。所以然者，以胃中冷，水谷不别故也。

阳明中寒不能食者，寒不杀谷也。小便不利者，津液不化也。阳明病法多汗，则周身汗出，此手足濈然而汗出，而身无汗者，阳明中寒也。固瘕者，寒气结积也。胃中寒甚，欲留结而为固瘕，则津液不得通行，而大便必硬者，若汗出，小便不利者，为实也；此以小便不利，水谷不别，虽大便初硬，后必溏也。

（192）阳明病，欲食，小便反不利，大便自调，其人骨节疼，翕翕如有热状，奄然发狂，濈然汗出而解者，此水不胜谷气，与汗共并，脉紧则愈。

阳病客热，初传入胃，胃热则消谷而欲食。阳明病热为实者，则小便当数，大便当硬；今小便反不利，大便自调者，热气散漫，不为实也。欲食，则胃中谷多。《内经》曰：食入于阴，长气于阳。谷多则阳气胜，热消津液则水少。《经》曰：水入于经，其血乃成。水少则阴血弱。《金匮要略》曰：阴气不通，即骨疼。其人骨节疼者，阴气不足也。热甚于表者，翕翕发热；热甚于里者，蒸蒸发热。此热气散漫，不专著于表里，故翕翕如有热状。奄，忽也。忽然发狂者，阴不胜阳也。《内经》曰：阴不胜其阳者，则脉流薄疾，并乃狂。阳明蕴热为实者，须下之愈；热气散漫，不为实者，必待汗出而愈，故云濈然而汗出解也。水谷之等者，阴阳气平也。水不胜谷气，是阴不胜阳也。汗出则阳气衰，脉紧则阴气生。阴阳气平，两无偏胜则愈，故云"与汗共并，脉紧则愈"。

（193）阳明病欲解时，从申至戌上。

四月为阳，土王于申、酉、戌向王时，是为欲解。

（194）阳明病，不能食，攻其热必哕。所以然者，胃中虚冷故也。以其人本虚，故攻其热必哕。

不能食，胃中本寒，攻其热，复虚其胃，虚寒相搏，故令哕也。《经》曰"关脉弱，胃气虚，有热不可大攻之，热去则寒起"，此之谓也。

（195）阳明病脉迟，食难用饱，饱则微烦，头眩，必小便难，此欲作谷疸。虽下之，腹满如故，所以然者，脉迟故也。

阳明病脉迟，则邪方入里，热未为实也。食入于阴，长气于阳。胃中有热，食难用饱，饱则微烦而头眩者，谷气与热气相搏也。两热相合，消搏津液，必小便难。利者不能发黄，言热得泄也；小便不利，则热不得泄，身必发黄。疸，黄也，以其发于谷气之热，故名谷疸。热实者，下之则愈；脉迟，为热气未实，虽下之，腹满亦不减也。《经》曰：脉迟尚未可攻。

（196）阳明病，法多汗，反无汗，其身如虫行皮中状者，此以久虚故也。

胃为津液之府，气虚津液少，病则反无汗。胃候身之肌肉，其身如虫行皮中者，知胃气久虚也。

（197）阳明病，反无汗而小便利，二三日呕而咳，手足厥者，必苦头痛；若不咳，不呕，手足不厥者，头不痛。

阳明病，法多汗，反无汗，而小便利者，阳明伤寒，而寒气内攻也。至二三日，呕、咳而肢厥者，寒邪发于外也，必苦头痛；若不咳，不呕，手足不厥者，是寒邪但攻里而不外发，其头亦不痛也。

（198）阳明病，但头眩，不恶寒，故能食而咳，其人必咽痛；若不咳者，咽不痛。

阳明病，身不重痛，但头眩而不恶寒者，阳明中风，而风气内攻也。《经》曰：阳明病，若能食，名中风。风邪攻胃，胃气上逆则咳。咽门者，胃之系，咳甚则咽伤，故必咽痛。若胃气不逆，则不咳，其咽亦不痛也。

（199）阳明病，无汗，小便不利，心中懊侬者，身必发黄。

阳明病，无汗而小便不利者，热蕴于内而不得越；心中懊侬者，热气郁蒸，欲发于外而为黄也。

（200）阳明病，被火，额上微汗出，小便不利者，必发黄。

阳明病则为内热，被火则火热相合而甚，若遍身汗出，而小便利者，热得泄越，不能发黄；今额上微汗出，而小便不利，则热不得越，郁蒸于胃，必发黄也。

（201）阳明病，脉浮而紧者，必潮热，发作有时；但浮者，必盗汗出。

浮为在经，紧者里实。脉浮而紧者，表热里实也，必潮热，发作有时。若脉但浮而不紧者，止是表热也，必盗汗出。盗汗者，睡而汗出也。阳明病，里热者自汗，表热者盗汗。

（202）阳明病，口燥，但欲漱水不欲咽者，此必衄。

阳明之脉起于鼻，络于口。阳明里热，则渴欲饮水；此口燥，但欲漱水不欲咽者，是热在经，而里无热也。阳明气血俱多，经中热甚，迫血妄行，必作衄也。

（203）阳明病，本自汗出，医更重发汗，病已差，尚微烦不了了者，此大便必硬故也。以亡津液，胃中干燥，故令大便硬。当问其小便日几行，若本小便日三四行，今日再行，故知大便不久出。今为小便数少，以津液当还入胃中，故知不久必大便也。

先亡津液，使大便硬，小便数少，津液分别，大便必自下也。

（204）伤寒呕多，虽有阳明证，不可攻之。

呕者，热在上焦，未全入府，故不可下。

（205）阳明病，心下硬满者，不可攻之。攻之，利遂不止者死，利止者愈。

阳明病，腹满者，为邪气入府，可下之；心下硬满，则邪气尚浅，未全入府，不可便下之。得利止者，为邪气去，正气安，正气安则愈；若因下利不止者，为正气脱而死。

（206）阳明病，面合赤色，不可攻之，攻之必发热，色黄，小便不利也。

合，通也。阳明病，面色通赤者，热在经也，不可下之。下之，虚其胃气，耗其津液，经中之热乘虚入胃，必发热，色黄，小便不利也。

（207）阳明病，不吐不下，心烦者，可与调胃承气汤。

吐后心烦，谓之内烦；下后心烦，谓之虚烦。今阳明病，不吐，不下，心烦，则是胃有郁热也。与调胃承气汤，以下郁热。

（208）阳明病，脉迟，虽汗出，不恶寒者，其身必重，短气，腹满而喘，有潮热者，此外欲解，可攻里也。手足濈然而汗出者，此大便已硬也，大承气汤主之；若汗多，微发热恶寒者，外未解也；其热不潮，未可与承气汤；若腹大满不通者，可与小承气汤，微和胃气，勿令大泄下。

阳明病，脉迟，若汗出多，微发热恶寒者，表未解也；若脉迟，虽汗出，而不恶寒者，表证罢也。身重，短气，腹满而喘，有潮热者，热入府也。四肢诸阳之本，津液足，为热蒸之，则周身汗出；津液不足，为热蒸之，其手足濈然而汗出，知大便已硬也，与大承气汤，以下胃热。《经》曰：潮热者，实也。其热不潮，是热未成实，故不可便与大承气汤；虽有腹大满不通之急，亦不可与大承气汤，与小承气汤，微和胃气。

大承气汤方

大黄（四两，酒洗。苦寒）　厚朴（半斤，炙，去皮。苦温）　枳实（五枚，炙。苦寒）　芒硝（三合。咸寒）

《内经》曰：燥淫所胜，以苦下之。大黄、枳实之苦，以润燥除热。又曰：燥淫于内，治以苦温。厚朴之苦，下结燥。又曰：热淫所胜，治以咸寒。芒硝之咸，以攻蕴热。

上四味，以水一斗，先煮二物，取五升，去滓，内大黄，煮取二升，去滓，内芒硝，更上微火一两沸，分温再服，得下，余勿服。

小承气汤方

大黄（四两）　厚朴（二两，炙，去皮）　枳实（三枚，大者，炙）

大热结实者，与大承气汤；小热微结者，与小承气汤。以热不大甚，故于大承气汤去芒硝；又以结不至坚，故亦减厚朴、枳实也。

以上三味，以水四升，煮取一升二合，去滓，分温二服。初服汤，当更衣，不尔者，尽饮之；若更衣者，勿服之。

（209）阳明病，潮热，大便微硬者，可与大承气汤；不硬者，不与之。若不大便六七日，恐有燥屎，欲知之法，少与小承气汤，汤入腹中，转矢气者，此有燥屎，乃可攻之；若不转矢气者，此但初头硬，后必溏，不可攻之，攻之必胀满不能食也。欲饮水者，与水则哕。其后发热者，必大便复硬而少也，以小承气汤和之。不转矢气者，慎不可攻也。

潮热者实，得大便微硬者，便可攻之；若便不硬者，则热未成实，虽有潮热，亦未可攻。若不大便六七日，恐有燥屎，当先与小承气汤渍之。如有燥屎，小承气汤药势缓，不能宣泄，必转气下矢；若不转矢气，是胃中无燥屎，但肠间少硬尔，止初头硬，后必溏，攻之则虚其胃气，致腹胀满不能食也。胃中干燥，则欲饮水，水入胃中，虚寒相搏，气逆则哕，其后却发热者，则热气乘虚还复聚于胃中，胃燥得热，必大便复硬，而少与小承气汤，微利与和之，故以重云"不转矢气，不可攻内"，慎之至也。

（210）夫实则谵语，虚则郑声。郑声，重语也。

《内经》曰：邪气盛则实，精气夺则虚。谵语，由邪气盛而神识昏也；郑声，由精气夺而声不全也。谵语者，言语不次也；郑声者，郑音不正也。《论语》云：恶郑声之乱雅乐。又曰：放郑声，远佞人。郑声淫，佞人殆，言郑声不正也。今新差气虚，人声转者，是所谓重语者也。若声重，亦声转之。

直视谵语，喘满者死，下利者亦死。

直视谵语，邪胜也；喘满，为气上脱；下利，为气下脱，是皆主死。

（211）发汗多，若重发汗者，亡其阳，谵语，脉短者死，脉自和者不死。

亡阳胃燥，谵语者脉短，津液已绝，不可复治；脉自和，为正气未衰，而犹可生也。

（212）伤寒若吐若下后不解，不大便五六日，上至十余日，日晡所发潮热，不恶寒，独语如见鬼状；若剧者，发则不识人，循衣摸床，惕而不安，微喘直视，脉弦者生，涩者死；微者，但发热谵语者，大承气汤主之。若一服利，止后服。

若吐若下，皆伤胃气，不大便五六日，上至十余日者，亡津液，胃气虚，邪热内结也。阳明王于申、酉、戌，日晡所发潮热者，阳明热甚也。不恶寒者，表证罢也。独语如见鬼状者，阳明内实也，以为热气有余。若剧者，是热气甚大也。热大甚于内，昏冒正气，使不识人，至于循衣摸床，惕而不安，微喘直视。伤寒，阳胜而阴绝者死，阴胜而阳绝者死。热剧者，为阳胜。脉弦为阴有余，涩为阴不足。阳热虽剧，脉弦，知阴未绝，而犹可生；脉涩则绝阴，故不可治。其邪热微，而未至于剧者，但发热谵语，可与大承气汤，以下胃中热。《经》曰：凡服下药，中病即止，不必尽剂。此以热未剧，故云"若一服利，则止后服"。

（213）阳明病，其人多汗，以津液外出，胃中燥，大便必硬，硬则谵语，小承气汤主之。若一服谵语止，更莫复服。

亡津液胃燥，大便硬而谵语，虽无大热内结，亦须与小承气汤，和其胃气。得一服谵语止，则胃燥以润，更莫复与承气汤，以本无实热故也。

（214）阳明病，谵语，发潮热，脉滑而疾者，小承气汤主之。因与承气汤一升，腹中转矢气者，更服一升；若不转矢气，勿更与之。明日不大便，脉反微涩者，里虚也，为难治，不可更与承气汤也。

阳明病，谵语，发潮热，若脉沉实者，内实者也，则可下；若脉滑疾，为里热未实，则未可下，先与小承气汤和之。汤入腹中转矢气者，中有燥屎，可更与小承气汤一升以除之；若不转矢气者，是无燥屎，不可更与小承气汤。至明日邪气传时，脉得沉实紧牢之类，是里实也；反得微涩者，里气大虚也。若大便利后，脉微涩者，止为里虚而犹可，此不曾大便，脉反微涩，是正气内衰，为邪气所胜，故云难治。

（215）阳明病，谵语，有潮热，反不能食者，胃中必有燥屎五六枚也。若能食者，但硬耳。宜大承气汤下之。

谵语潮热为胃热，当消谷引食；反不能食者，胃中有燥屎，而胃中实也。若能食者，胃中虚热，虽硬，不得为有燥屎。杂病虚为不欲食，实为欲食；伤寒则胃实热甚者不能食，胃中虚热甚者能食，与杂病为异也。大承气汤以下燥屎，逐结热。

（216）阳明病，下血谵语者，此为热入血室，但头汗出者，刺期门，随其实而泻之，濈然汗出则愈。

阳明病，热入血室，迫血下行，使下血谵语。阳明病，法多汗，以夺血者无汗，故但头汗出也。刺期门，以散血室之热。随其实而泻之，以除阳明之邪热。散邪除热，荣卫得通，津液得复，濈然汗出而解。

（217）汗出谵语者，以有燥屎在胃中，此为风也。须下之，过经乃可下之。下之若早，语言必乱，以表虚里实故也。下之则愈，宜大承气汤。

胃中有燥屎则谵语，以汗出为表未罢，故云风也。燥屎在胃则当下，以表未和，则未可下，须过太阳经，无表证，乃可下之。若下之早，燥屎虽除，则表邪乘虚复陷于里，为表虚里实，胃虚热甚，语言必乱。与大承气汤，却下胃中邪热则止。

（218）伤寒四五日，脉沉而喘满，沉为在里，而反发其汗，津液越出，大便为难，表虚里实，久则谵语。

邪气入内之时，得脉沉而喘满，里证具也，则当下之；反发其汗，令津液越出，胃中干燥，大便必难；久则屎燥胃实，必发谵语。

（219）三阳合病，腹满身重，难以转侧，口不仁而面垢，谵语，遗尿。发汗则谵语，下之则额上生汗，手足逆冷。若自汗出者，白虎汤主之。

腹满身重，难以反侧，口不仁，谵语者，阳明也。《针经》曰：少阳病甚，则面微尘。此面垢者，少阳也；遗尿者，太阳也。三者以阳明证多，故出"阳明篇"中。三阳合病，为表里有邪，若发汗，攻表，则燥热益甚，必愈谵语；若下之，攻里，表热乘虚内陷，必额上汗出，手足逆冷。其自汗出者，三阳经热甚也。《内经》曰：热则腠理开，荣卫通，汗大泄。与白虎汤，以解内外之热。

（220）二阳并病，太阳证罢，但发潮热，手足漐漐汗出，大便难而谵语者，下之则愈，宜大承气汤。

本太阳病，并于阳明，名曰并病。太阳证罢，是无表证；但发潮热，是热并阳明。一身汗出为热越，今手足漐漐汗出，是热聚于胃也，必大便难而谵语。《经》曰：手足濈然而汗出者，必大便已硬也。与大承气汤，以下胃中实热。

（221）阳明病，脉浮而紧，咽燥口苦，腹满而喘，发热汗出，不恶寒，反恶热，身重。若发汗则躁，心愦愦，反谵语；若加烧针，必怵惕烦躁不得眠；若下之，则胃中空虚，客气动膈，心中懊恼，舌上苔者，栀子豉汤主之。

脉浮，发热，为邪在表；咽燥口苦，为热在经；脉紧，腹满而喘，汗出，不恶寒，反恶热，身重，为邪在里。此表里俱有邪，犹当双解之。若发汗攻表，表热虽除，而内热益甚，故躁而愦愦，反谵语。愦愦者，心乱。《经》曰：荣气微者，加烧针则血不行，更发热而躁烦。此表里有热，若加烧针，则损动阴气，故怵惕烦躁不得眠也；若下之，里热虽去，则胃中空虚，表中客邪之气乘虚陷于上焦，烦动于膈，使心中懊恼而不了了也。舌上苔黄者，热气客于胃中；舌上苔白，知热气客于胸中。与栀子豉汤，以吐胸中之邪。

（222）若渴欲饮水，口干舌燥者，白虎加人参汤主之。

若下后邪热客于上焦者，为虚烦；此下后邪热不客于上焦，而客于中焦者，是为干燥烦渴。与白虎加人参汤，散热润燥。

（223）若脉浮，发热，渴欲饮水，小便不利者，猪苓汤主之。

此下后客热客于下焦者也。邪气自表入里，客于下焦，三焦俱带热也。脉浮，发热者，上焦热也；渴欲饮水者，中焦热也；小便不利者，邪客下焦，津液不得下通也。与猪苓汤，利小便，以泻下焦之热也。

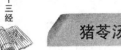

猪苓汤方

猪苓（去皮。甘平）　茯苓（甘平）　阿胶（甘平）　滑石（碎。甘寒）　泽泻（各一两。甘咸寒）

甘甚而反淡，淡味渗泄为阳，猪苓、茯苓之甘，以行小便；咸味涌泄为阴，泽泻之咸，以泄伏水；滑利窍，阿胶、滑石之滑，以利水道。

上五味，以水四升，先煮四味，取二升，去滓，内下阿胶烊消，温服七合，日三服。

（224）阳明病，汗出多而渴者，不可与猪苓汤。以汗多，胃中燥，猪苓汤复利其小便故也。

《针经》曰"水谷入于口，输于肠胃，其液别为五，天寒衣薄则为溺，天热衣浓则为汗"，是汗、溺一液也。汗多为津液外泄，胃中干燥，故不可与猪苓汤利小便也。

（225）脉浮而迟，表热里寒，下利清谷者，四逆汤主之。

浮为表热，迟为里寒。下利清谷者，里寒甚也。与四逆汤，温里散寒。

（226）若胃中虚冷，不能食者，饮水则哕。

哕者，咳逆是也。《千金》曰：咳逆者，哕逆之名。胃中虚冷，得水则水寒相搏，胃气逆而哕。

（227）脉浮，发热，口干鼻燥，能食者，则衄。

脉浮，发热，口干鼻燥者，热在经也；能食者，里和也。热甚于经，迫血为衄。胃中虚冷，阴胜也。水入于经，其血乃成，饮水者助阴，气逆为哕。发热口干，阳胜也。食入于阴，长气于阳，能食者助阳，血妄为衄。三者，偏阴偏阳之疾也。

（228）阳明病下之，其外有热，手足温，不结胸，心中懊𢙐，饥不能食，但头汗出者，栀子豉汤主之。

表未罢而下者，应邪热内陷也。热内陷者，则外热而无手足寒；今外有热而手足温者，热虽内陷，然而不深，故不作结胸也。心中懊𢙐，饥不能食者，热客胸中，为虚烦也。热自胸中熏蒸于上，故但头汗出，而身无汗。与栀子豉汤，以吐胸中之虚烦。

（229）阳明病，发潮热，大便溏，小便自可，胸胁满不去者，小柴胡汤主之。

阳明病，潮热为胃实，大便硬而小便数；今大便溏，小便自可，则胃热未实，而水谷不别也。大便溏者，应气降而胸胁满去；今反不去者，邪气犹在半表半里之间。与小柴胡汤，以去表里之邪。

（230）阳明病，胁下硬满，不大便而呕，舌上白苔者，可与小柴胡汤。上焦得通，津液得下，胃气因和，身濈然而汗出解也。

阳明病，腹满，不大便，舌上苔黄者，为邪热入府，可下；若胁下硬满，虽不大便而呕，舌上白苔者，为邪未入府，在表里之间，与小柴胡汤，以和解之。上焦得通，则呕止；津液得下，则胃气因和，汗出而解。

（231）阳明中风，脉弦浮大而短气，腹都满，胁下及心痛，久按之气不通，鼻干不得汗，嗜卧，一身及面目悉黄，小便难，有潮热，时时哕，耳前后肿，刺之小差，外不解，病过十日，脉续浮者，与小柴胡汤。

（232）脉但浮，无余证者，与麻黄汤。若不尿，腹满加哕者，不治。

浮大为阳，风在表也；弦则为阴，风在里也。短气腹满，胁下及心痛，风热壅于腹中而不通也。若寒客于内而痛者，按之则寒气散而痛止；此以风热内壅，故虽久按，而气亦不通。阳明病，鼻干不得卧，自汗出者，邪在表也；此鼻干，不得汗而嗜卧者，风热内攻，不干表也。一身面目悉黄，小便难，有潮热，时时哕者，风热攻于胃也。阳明之脉，出大迎，循颊车，上耳前，过客主人。热胜则肿，此风热在经，故耳前后肿；刺之经气通，肿则小差。如此者，外证罢，则可攻。若外证不解，虽过十日，脉续浮者，邪气犹在半表半里，与小柴胡汤，以和解之；若其脉但浮而不弦大，无诸里证者，是邪但在表也，可与麻黄汤，以发其汗；若不尿，腹满加哕者，关格之疾也，故云不治。《难经》曰：关格者，不得尽其命而死。

（233）阳明病，自汗出，若发汗，小便自利者，此为津液内竭，虽硬不可攻之，当须自欲大便，宜蜜煎导而通之。若土瓜根及与大猪胆汁，皆可为导。

津液内竭，肠胃干燥，大便因硬，此非结热，故不可攻，宜以药外治而导引之。

蜜煎导方

蜜七合。一味，内铜器中，微火煎之，稍凝似饴状，搅之勿令焦著，欲可丸，并手捻作挺，令头锐，大如指，长二寸许。当热时急作，冷则硬。以内谷道中，以手急抱，欲大便时乃去之。

猪胆汁方

大猪胆一枚，泻汁，和醋少许，以灌谷道中，如一食顷，当大便出。

（234）阳明病，脉迟，汗出多，微恶寒者，表未解也，可发汗，宜桂枝汤。

阳明病，脉迟，汗出多，当责邪在里；以微恶寒，知表未解，与桂枝汤和表。

（235）阳明病，脉浮，无汗而喘者，发汗则愈，宜麻黄汤。

阳明伤寒表实，脉浮，无汗而喘也，与麻黄汤以发汗。

（236）阳明病，发热汗出，此为热越，不能发黄也；但头汗出，身无汗，剂颈而还，小便不利，渴引水浆者，此为瘀热在里，身必发黄，茵陈汤主之。

但头汗出，身无汗，剂颈而还者，热不得越也。小便不利，渴引水浆者，热甚于胃，津液内竭也。胃为土而色黄，胃为热蒸，则色夺于外，必发黄也。与茵陈汤，逐热退黄。

茵陈蒿汤方

茵陈蒿（六两。苦微寒）　栀子（十四枚，擘。苦寒）　大黄（二两，去皮。苦寒）

小热之气，凉以和之；大热之气，寒以取之。茵陈、栀子之苦寒，以逐胃燥。宜下必以苦，宜补必以酸。大黄之苦寒，以下瘀热。

上三味，以水一斗，先煮茵陈，减六升，内二味，煮取三升，去滓，分温三服。小便当利，尿如皂角汁状，色正赤，一宿腹减，黄从小便去也。

（237）阳明证，其人喜忘者，必有蓄血。所以然者，本有久瘀血，故令喜忘。屎虽硬，大便反易，其色必黑，宜抵当汤下之。

《内经》曰：血并于下，乱而喜忘。此下本有久瘀血，所以喜忘也。津液少，大便硬，以蓄血在内，屎虽硬，大便反易，其色黑也。与抵当汤，以下瘀血。

（238）阳明病，下之，心中懊憹而烦，胃中有燥屎者，可攻；腹微满，初头硬，后必溏，不可攻之。若有燥屎者，宜大承气汤。

下后，心中懊憹而烦者，虚烦也，当与栀子豉汤。若胃中有燥屎者，非虚烦也，可与大承气汤下之。其腹微满，初硬后溏，是无燥屎，此热不在胃，而在上也，故不可攻。

（239）病人不大便五六日，绕脐痛，烦躁，发作有时者，此有燥屎，故使不大便也。

不大便五六日者，则大便必结为燥屎也。胃中燥实，气不得下通，故绕脐痛，烦躁，发作有时也。

（240）病人烦热，汗出则解，又如疟状，日晡所发热者，属阳明也，脉实者宜下之，脉浮虚者宜发汗。下之与大承气汤，发汗宜桂枝汤。

虽得阳明证，未可便为里实，审看脉候，以别内外。其脉实者，热已入府，为实，可与大承气汤下之；其脉浮虚者，是热未入府，犹在表也，可与桂枝汤发汗则愈。

（241）大下后，六七日不大便，烦不解，腹满痛者，此有燥屎也。所以然者，本有宿食故也。宜大承气汤。

大下之后，则胃弱不能消谷，至六七日不大便，则宿食已结不消，故使烦热不解而腹满痛，是知有燥屎也。与大承气汤，以下除之。

（242）病人小便不利，大便乍难乍易，时有微热，喘冒不能卧者，有燥屎也，宜大承气汤。

小便利，则大便硬；此以有燥屎，故小便不利，而大便乍难乍易。胃热者，发热，喘冒无时及嗜卧也；此燥屎在胃，故时有微热，喘冒，不得卧也。与大承气汤，以下燥屎。

（243）食谷欲呕者，属阳明也，吴茱萸汤主之。得汤反剧者，属上焦也。

上焦主内，胃为之市，食谷欲呕者，胃不受也。与吴茱萸汤，以温胃气。得汤反剧者，上焦不内也，以治上焦法治之。

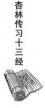

吴茱萸汤方

吴茱萸（一升，洗。辛热） 人参（二两。甘温） 生姜（六两，切。辛温） 大枣（十二枚，擘。甘温）

《内经》曰：寒淫于内，治以甘热，佐以苦辛。吴茱萸、生姜之辛以温胃，人参、大枣之甘以缓脾。

上四味，以水七升，煮取二升，去滓，温服七合，日三服。

（244）太阳病，寸缓、关浮、尺弱，其人发热汗出，复恶寒，不呕，但心下痞者，此以医下之也；如其不下者，病人不恶寒而渴者，此转属阳明也；小便数者，大便必硬，不更衣十日，无所苦也；渴欲饮水，少少与之，但以法救之。渴者，宜五苓散。

太阳病，脉阳浮阴弱，为邪在表；今寸缓、关浮、尺弱，邪气渐传里，则发热汗出，复恶寒者，表未解也。传经之邪入里，里不和者，必呕；此不呕，但心下痞者，医下之早，邪气留于心下也。如其不下者，必渐不恶寒而渴，太阳之邪转属阳明也。若吐、若下、若发汗后，小便数，大便硬者，当与小承气汤和之；此不因吐、下、发汗后，小便数，大便硬，若是无满实，虽不更衣十日无所苦也，候津液还入胃中，小便数少，大便必自出也。渴欲饮水者，少少与之，以润胃气，但审邪气所在，以法救之。如渴不止，与五苓散是也。

（245）脉阳微，而汗出少者，为自和也；汗出多者，为太过。

脉阳微者，邪气少，汗出少者为适当，故自和；汗出多者，反损正气，是汗出太过也。

阳脉实，因发其汗出多者，亦为太过。太过为阳绝于里，亡津液，大便因硬也。

阳脉实者，表热甚也。因发汗，热乘虚蒸，津液外泄，致汗出太过。汗出多者，亡其阳，阳绝于里，肠胃干燥，大便因硬也。

（246）脉浮而芤，浮为阳，芤为阴，浮芤相搏，胃气生热，其阳则绝。

浮芤相搏，阴阳不谐，胃气独治，郁而生热，消烁津液，其阳为绝。

（247）趺阳脉浮而涩，浮则胃气强，涩则小便数，浮涩相搏，大便则难，其脾为约，麻仁丸主之。

趺阳者，脾胃之脉，诊浮为阳，知胃气强；涩为阴，知脾为约。约者，"俭约"之"约"，又"约束"之"约"。《内经》曰：饮入于胃，游溢精气，上输于脾，脾气散精，上归于肺，通调水道，下输于膀胱，水精四布，五经并行。是脾主为胃行其津液者也。今胃强脾弱，约束津液，不得四布，但输膀胱，致小便数，大便难，与脾约丸，通肠润燥。

麻仁丸方

麻子仁（二升。甘平）　芍药（半斤。酸平）　枳实（半斤，炙。苦寒）
大黄（一斤，去皮。苦寒）　厚朴（一斤，炙，去皮。苦寒）　杏仁（一斤，去皮、尖，熬，别作脂。甘温）

《内经》曰：脾欲缓，急食甘以缓之。麻仁、杏仁之甘，缓脾而润燥；津液不足，以酸收之，芍药之酸，以敛津液；肠燥胃强，以苦泄之，枳实、厚朴、大黄之苦，下燥结而泄胃强也。

上六味，为末，炼蜜为丸，桐子大，饮服十丸，日三服，渐加，以知为度。

（248）太阳病三日，发汗不解，蒸蒸发热者，属胃也，调胃承气汤主之。

蒸蒸者，如热熏蒸，言甚热也。太阳病三日，发汗不解，则表邪已罢，蒸蒸发热，胃热为甚。与调胃承气汤，下胃热。

（249）伤寒吐后，腹胀满者，与调胃承气汤。

《内经》曰：诸胀腹大，皆属于热。热在上焦则吐，吐后不解，复腹胀满者，邪热入胃也。与调胃承气汤，下其胃热。

（250）太阳病，若吐，若下，若发汗，微烦，小便数，大便因硬者，与小承气汤和之愈。

吐、下、发汗皆损津液，表邪乘虚传里。大烦者，邪在表也；微烦者，邪入里也。小便数，大便因硬者，其脾为约也。小承气汤和之愈。

（251）得病二三日，脉弱，无太阳、柴胡证，烦躁，心下硬；至四五日，虽能食，以小承气汤少少与，微和之，令小安；至六日，与承气汤一升。若不大便六七日，小便少者，虽不能食，但初头硬，后必溏，未定成硬，攻之必溏；须小便利，屎定硬，乃可攻之，宜大承气汤。

《针经》曰：脉软者，病将下。弱为阴脉，当责邪在里，得病二三日脉弱，是日数虽浅，而邪气已入里也。无太阳证，为表证已罢；无柴胡证，为无半表半里之证。烦躁，心下硬者，邪气内甚也。胃实热甚，则不能食；胃虚热甚，至四五日虽能食，亦当与小承气汤微和之；至六日则热甚，与大承气汤一升。若不大便六七日，小便多者，为津液内竭，大便必硬，则可下之。小便少者，则胃中水谷不别，必初硬后溏，虽不能食，为胃实，以小便少，则未定成硬，亦不可攻；须小便利，屎定硬，乃可攻之。

（252）伤寒六七日，目中不了了，睛不和，无表里证，大便难，身微热者，此为实也，急下之，宜大承气汤。

《内经》曰：诸脉者，皆属于目。伤寒六七日，邪气入里之时。目中不了了，睛不和者，邪热内甚，上熏于目也。无表里证，大便难者，里实也。身大热者，表热也；身微热者，里热也。《针经》曰：热病目不明，热不已者死。此目中不了了，睛不和，则证近危恶也，须急与大承气汤下之。

（253）阳明发热汗多者，急下之，宜大承气汤。

邪热入府，外发热汗多者，热迫津液将竭，急与大承气汤，以下其府热。

（254）发汗不解，腹满痛者，急下之，宜大承气汤。

发汗不解，邪热传入府，而成腹满痛者，传之迅也，是须急下之。

（255）腹满不减，减不足言，当下之，宜大承气汤。

腹满不减，邪气实也。《经》曰：大满大实，自可除下之。大承气汤，下其满实。若腹满时减，非内实也，则不可下。《金匮要略》曰"腹满时减复如故，此为寒，当与温药"，是减不足言也。

（256）阳明、少阳合病，必下利，其脉不负者，顺也。负者，失也。互相克贼，名为负也。脉滑而数者，有宿食也，当下之，宜大承气汤。

阳明土，少阳木，二经合病，气不相和，则必下利。少阳脉不胜，阳明不负，是不相克，为顺也；若少阳脉胜，阳明脉负者，是鬼贼相克，为正气失也。《脉经》曰：脉滑者，为病食也。又曰：滑数则胃气实。下利者，脉当微厥；今脉滑数，知胃有宿食，与大承气汤，以下除之。

（257）病人无表里证，发热七八日，虽脉浮数者，可下之。假令已下，脉数不解，合热则消谷善饥，至六七日不大便者，有瘀血，宜抵当汤。

七八日，邪入府之时。病人无表里证，但发热，虽脉浮数，亦可与大承气汤下之。浮为热客于气，数为热客于血。下之，邪热去，而浮数之脉俱当解；若下后，数脉去。而脉但浮，则是荣血间热并于卫气间也，当为邪气独留，心中则饥，邪热不杀谷，潮热发渴之证。此下之后，浮脉去，而数不解，则是卫气间热合于荣血间也。热气合并，迫血下行，胃虚协热，消谷善饥，血至下焦，若大便利者，下血乃愈。若六七日不大便，则血不得行，蓄积于下，为瘀血，与抵当汤以下去之。

（258）若脉数不解，而下不止，必协热而便脓血也。

下后脉数不解，而不大便者，是热不得泄，蓄血于下，为瘀血也。若下后脉数不解，而下利不止者，为热得下泄，迫血下行，必便脓血。

（259）伤寒发汗已，身目为黄，所以然者，以寒湿在里不解故也，以为不可下也，于寒湿中求之。

《金匮要略》曰：黄家所起，从湿得之。汗出热去，则不能发黄。发汗已，身目为黄者，风气去，湿气在也。脾恶湿，湿气内著，脾色外夺者，身目为黄。若瘀血在里，发黄者，则可下；此以寒湿在里，故不可下，当从寒湿法治之。

（260）伤寒七八日，身黄如橘子色，小便不利，腹微满者，茵陈蒿汤主之。

当热甚之时，身黄如橘子色，是热毒发泄于外。《内经》曰：膀胱者，津液藏焉，气化则能出。小便不利，小腹满者，热气甚于外，而津液不得下行也。与茵陈汤，利小便，退黄，逐热。

（261）伤寒身黄发热者，栀子柏皮汤主之。

伤寒身黄，胃有瘀热，当须下去之。此以发热，为热未实，与栀子柏皮汤解散之。

栀子柏皮汤方

栀子（一十五个。苦寒）　甘草（一两。甘平）　黄柏（二两）
上三味，以水四升，煮取一升半，去滓，分温再服。

（262）伤寒瘀热在里，身必发黄，麻黄连轺赤小豆汤主之。

湿热相交，民多病瘅。瘅，黄也。伤寒为寒湿在表，发黄为瘀热在里，与麻黄连轺赤小豆汤，除热散湿。

麻黄连轺赤小豆汤方

麻黄（二两，去节。甘温） 赤小豆（一升。甘平） 连轺（二两。连翘根也。苦寒） 杏仁（四十个，去皮、尖。甘温） 大枣（十二枚。甘温） 生梓白皮（一升。苦寒） 生姜（二两，切。辛温） 甘草（二两，炙。甘平）

《内经》曰"湿上甚而热，治以苦温，佐以甘辛，以汗为故止"，此之谓也。又，煎用潦水者，亦取其水味薄，则不助湿气。

以上八味，以潦水一斗，先煮麻黄，再沸，去上沫，内诸药，煮取三升，分温三服，半日服尽。

辨少阳病脉证并治法第九

（263）少阳之病，口苦，咽干，目眩也。

足少阳，胆经也。《内经》曰：有病口苦者，名曰胆瘅。《甲乙经》曰：胆者，中精之府，五藏取决于胆，咽为之使。少阳之脉，起于目锐眦。少阳受邪，故口苦，咽干，目眩。

（264）少阳中风，两耳无所闻，目赤，胸中满而烦者，不可吐下，吐下则悸而惊。

少阳之脉，起于目，走于耳中；其支者，下胸中，贯膈。风伤气，风则为热，少阳中风，气壅而热，故耳聋，目赤，胸满而烦。邪在少阳，为半表半里。以吐除烦，吐则伤气，气虚者悸；以下除满，下则亡血，血虚者惊。

（265）伤寒脉弦细，头痛发热者，属少阳。少阳不可发汗，发汗则谵语。此属胃，胃和则愈；胃不和，则烦而悸。

《经》曰：三部俱弦者，少阳受病。脉细者，邪渐传里，虽头痛发热，为表未解。以邪客少阳，为半在表半在里，则不可发汗。发汗，亡津液，胃中干燥，少阳之邪因传入胃，必发谵语，当与调胃承气汤下之，胃和则愈；不下，则胃为少阳木邪干之，故烦而悸。

（266）本太阳病不解，转入少阳者，胁下硬满，干呕不能食，往来寒热，尚未吐下，脉沉紧者，与小柴胡汤。

太阳转入少阳，是表邪入于里。胁下硬满，不能食，往来寒热者，邪在半表半里之间。若已经吐下，脉沉紧者，邪陷入府，为里实；尚未经吐下，而脉沉紧为传里，虽深，未全入府，外犹未解也，与小柴胡汤以和解之。

（267）若已吐、下、发汗、温针，谵语，柴胡汤证罢，此为坏病，知犯何逆，以法治之。

少阳之邪，在表里之间，若妄吐、下、发汗、温针，损耗津液，胃中干燥，木邪干胃，必发谵语。若柴胡证不罢者，则不为逆；柴胡证罢者，坏病也，详其因何治之逆，以法救之。

（268）三阳合病，脉浮大，上关上，但欲眠睡，目合则汗。

关脉以候少阳之气，太阳之脉浮，阳明之脉大，脉浮大，上关上，知三阳合病。胆热则睡，少阴病但欲眠睡，目合则无汗，以阴不得有汗；但欲眠睡，目合则汗，知三阳合病，胆有热也。

（269）伤寒六七日，无大热，其人躁烦者，此为阳去入阴故也。

表为阳，里为阴，邪在表则外有热。六七日，邪气入里之时。外无大热，内有躁烦者，表邪传里也，故曰"阳去入阴"。

（270）伤寒三日，三阳为尽，三阴当受邪，其人反能食而不呕，此为三阴不受邪也。

伤寒四日，表邪传里，里不和，则不能食而呕；今反能食而不呕，是邪不传阴，但在阳也。

（271）伤寒三日，少阳脉小者，欲已也。

《内经》曰：大则邪至，小则平。伤寒三日，邪传少阳，脉当弦紧；今脉小者，邪气微而欲已也。

（272）少阳病，欲解时，从寅至辰上。

《内经》曰：阳中之少阳，通于春气。寅、卯、辰，少阳木王之时。

卷 六

辨太阴病脉证并治法第十

（273）太阴之为病，腹满而吐，食不下，自利益甚，时腹自痛。若下之，必胸下结硬。

太阴为病，阳邪传里也。太阴之脉，布胃中，邪气壅而为腹满。上不得降者，呕吐而食不下；下不得升者，自利益甚，时腹自痛。阴寒在内而为腹痛者，则为常痛；此阳邪干里，虽痛而亦不常痛，但时时腹自痛也。若下之，则阴邪留于胸下为结硬。经曰：病发于阴，而反下之，因作痞。

（274）太阴中风，四肢烦疼，阳微阴涩而长者，为欲愈。

太阴，脾也，主营四末。太阴中风，四肢烦疼者，风淫末疾也。表邪少则微，里向和则涩而长。长者阳也，阴病见阳脉则生，以阴得阳则解，故云欲愈。

（275）太阴病欲解时，从亥至丑上。

脾为阴土，王于丑、亥、子，向王，故为解时。

（276）太阴病脉浮者，可发汗，宜桂枝汤。

《经》曰：浮为在表，沉为在里。太阴病脉浮者，邪在经也，故当汗散之。

（277）自利不渴者，属太阴，以其藏有寒故也，当温之，宜服四逆辈。

自利而渴者，属少阴，为寒在下焦；自利不渴者，属太阴，为寒在中焦，与四逆等汤，以温其藏。

（278）伤寒脉浮而缓，手足自温者，系在太阴。太阴当发身黄，若小便自利者，不能发黄。至七八日，虽暴烦，下利日十余行，必自止，以脾家实，腐秽当去故也。

太阴病至七八日，大便硬者，为太阴入府，传于阳明也。今至七八日，暴烦，下利十余行者，脾家实，腐秽去也。下利，烦躁者死；此以脾气和，逐邪下泄，故虽暴烦，下利日十余行，而利必自止。

（279）本太阳病，医反下之，因而腹满时痛者，属太阴也，桂枝加芍药汤主之。

表邪未罢，医下之，邪因乘虚传于太阴，里气不和，故腹满时痛，与桂枝汤以解表，加芍药以和里。

大实痛者，桂枝加大黄汤主之。

大实大满，自可除下之，故加大黄以下大实。

（280）太阴为病脉弱，其人续自便利，设当行大黄芍药者，宜减之，以其人胃气弱，易动故也。

腹满痛者，太阴病也。脉弱，其人续自便利，则邪虽在里，未成大实。欲与大黄、芍药攻满痛者，宜少与之，以胃气尚弱，易为动利也。

辨少阴病脉证并治法第十一

（281）少阴之为病，脉微细，但欲寐也。

少阴为病，脉微细，为邪气传里深也。卫气行于阳则寤，行于阴则寐。邪传少阴，则气行于阴，而不行于阳，故但欲寐。

（282）少阴病，欲吐不吐，心烦，但欲寐，五六日自利而渴者，属少阴也，虚故引水自救，若小便色白者，少阴病形悉具。小便白者，以下焦虚有寒，不能制水，故令色白也。

欲吐不吐，心烦者，表邪传里也。若腹满痛，则属太阴；此但欲寐，则知属少阴。五六日，邪传少阴之时。自利不渴者，寒在中焦，属太阴；此自利而渴，为寒在下焦，属少阴。肾虚水燥，渴欲引水自救。下焦虚寒，不能制水，小便色白也。《经》曰：下利，欲饮水者，以有热故也。此下利虽渴，然以小便色白，明非里热，不可不察。

（283）病人脉阴阳俱紧，反汗出者，亡阳也，此属少阴，法当咽痛而复吐利。

脉阴阳俱紧，为少阴伤寒，法当无汗；反汗出者，阳虚不固也，故云亡阳。以无阳阴独，是属少阴。《内经》曰：邪客少阴之络，令人嗌痛，不可内食。少阴寒甚，是当咽痛而复吐利。

（284）少阴病，咳而下利，谵语者，被火气劫故也，小便必难，以强责少阴汗也。

咳而下利，里寒而亡津液也；反以火劫，强责少阴汗者，津液内竭，加火气烦之，故谵语，小便难也。

（285）少阴病，脉细沉数，病为在里，不可发汗。

少阴病，始得之，反发热，脉沉者，为邪在经，可与麻黄附子细辛汤发汗。此少阴病，脉细沉数，为病在里，故不可发汗。

（286）少阴病，脉微，不可发汗，亡阳故也。阳已虚，尺脉弱涩者，复不可下之。

脉微为亡阳表虚，不可发汗；脉弱涩为亡阳里虚，复不可下。

（287）少阴病脉紧，至七八日自下利，脉暴微，手足反温，脉紧反去者，为欲解也，虽烦，下利必自愈。

少阴病，脉紧者，寒甚也。至七八日，传经尽欲解之时，自下利，脉暴微者，寒气得泄也。若阴寒胜正，阳虚而泄者，则手足厥，而脉紧不去；今手足反温，脉紧反去，知阳气复，寒气去，故为欲解。下利，烦躁者逆；此正胜邪微，虽烦，下利必自止。

（288）少阴病，下利，若利自止，恶寒而蜷卧，手足温者，可治。

少阴病，下利，恶寒蜷卧，寒极而阴胜也；利自止，手足温者，里和阳气得复，故为可治。

（289）少阴病，恶寒而蜷，时自烦，欲去衣被者，可治。

恶寒而蜷，阴寒甚也；时时自烦，欲去衣被，为阳气得复，故云可治。

（290）少阴中风，脉阳微阴浮者，为欲愈。

少阴中风，阳脉当浮，而阳脉微者，表邪缓也；阴脉当沉，而阴脉浮者，里气和也。阳中有阴，阴中有阳，阴阳调和，故为欲愈。

（291）少阴病欲解时，从子至寅上。

阳生于子，子为一阳，丑为二阳，寅为三阳。少阴解于此者，阴得阳则解也。

（292）少阴病，吐利，手足不逆冷，反发热者，不死。脉不至者，灸少阴七壮。

《经》曰：少阴病，吐利，躁烦，四逆者，死。吐利，手足不厥冷者，则阳气不衰，虽反发热，不死。脉不至者，吐利，暴虚也。灸少阴七壮，以通其脉。

（293）少阴病八九日，一身手足尽热者，以热在膀胱，必便血也。

膀胱，太阳也。少阴、太阳为表里，少阴病至八九日，寒邪变热，复传太阳。太阳为诸阳主气，热在太阳，故一身手足尽热；太阳经多血少气，为热所乘，则血散下行，必便血也。

（294）少阴病，但厥无汗，而强发之，必动其血，未知从何道出，或从口鼻，或从目出，是名下厥上竭，为难治。

但厥无汗，热行于里也，而强发汗，虚其经络，热乘经虚，迫血妄行，从虚而出，或从口鼻，或从目出。诸厥者，皆属于下，但厥为下厥，血亡于上为上竭，伤气损血，邪甚正虚，故为难治。

（295）少阴病，恶寒身蜷而利，手足逆冷者，不治。

《针经》曰：多热者易已，多寒者难已。此内外寒极，纯阴无阳，故云不治。

（296）少阴病，吐利，躁烦，四逆者，死。

吐利者，寒甚于里；四逆者，寒甚于表；躁烦则阳气欲绝，是知死矣。

（297）少阴病，下利止而头眩，时时自冒者，死。

下利止，则水谷竭；眩冒，则阳气脱，故死。

（298）少阴病，四逆，恶寒而身蜷，脉不至，不烦而躁者，死。

四逆，恶寒而身蜷，则寒甚。脉不至，则真气绝。烦，热也；躁，乱也。若愤躁之躁，从烦至躁，为热来有渐，则犹可；不烦而躁，是气欲脱而争也，譬犹灯将减而暴明，其能久乎？

（299）少阴病六七日，息高者，死。

肾为生气之源，呼吸之门。少阴病六七日不愈，而息高者，生气断绝也。

（300）少阴病，脉微细沉，但欲卧，汗出不烦，自欲吐，至五六日自利，复烦躁，不得卧寐者，死。

阴气方盛，至五六日传经尽，阳气得复则愈；反更自利，烦躁，不得卧寐，则正气弱，阳不能复，病胜藏，故死。

（301）少阴病，始得之，反发热，脉沉者，麻黄附子细辛汤主之。

少阴病，当无热恶寒，反发热者，邪在表也；虽脉沉，以始得，则邪气未深，亦当温剂发汗以散之。

麻黄附子细辛汤方

麻黄（二两，去节。甘热）　细辛（二两。辛热）　附子（一枚，炮，去皮，破八片。辛热）

《内经》曰：寒淫于内，治以甘热，佐以苦辛，以辛润之。麻黄之甘，以解少阴之寒；细辛、附子之辛，以温少阴之经。

上三味，以水一斗，先煮麻黄，减二升，去上沫，内诸药，煮取三升，去滓，温服一升，日三服。

（302）少阴病，得之二三日，麻黄附子甘草汤微发汗。以二三日无里证，故发微汗也。

二三日，邪未深也。既无吐利、厥逆诸里证，则可与麻黄附子甘草汤，微汗以散之。

麻黄附子甘草汤方

麻黄（二两，去节）　甘草（二两，炙）　附子（一枚，炮，去皮）

麻黄、甘草之甘，以散表寒；附子之辛，以温寒气。

上三味，以水七升，先煮麻黄一两沸，去上沫，内诸药，煮取三升，去滓，温服一升，日三服。

（303）少阴病，得之二三日以上，心中烦，不得卧，黄连阿胶汤主之。

《脉经》曰：风伤阳，寒伤阴。少阴受病，则得之于寒，二三日以上，寒极变热之时，热烦于内，心中烦，不得卧也。与黄连阿胶汤，扶阴散热。

黄连阿胶汤方

黄连（四两。苦寒）　黄芩（一两。苦寒）　芍药（二两。酸平）　鸡子黄（二枚。甘温）　阿胶（三两。甘温）

阳有余，以苦除之，黄芩、黄连之苦，以除热；阴不足，以甘补之，鸡黄、阿胶之甘，以补血；酸，收也，泄也，芍药之酸，收阴气而泄邪热。

上五味，以水五升，先煮三物，取二升，去滓，内胶，烊尽，小冷，内鸡子黄，搅令相得，温服七合，日三服。

（304）少阴病，得之一二日，口中和，其背恶寒者，当灸之，附子汤主之。

少阴客热，则口燥舌干而渴；口中和者，不苦不燥，是无热也。背为阳，背恶寒者，阳气弱，阴气胜也。《经》曰：无热恶寒者，发于阴也。灸之，助阳消阴；与附子汤，温经散寒。

附子汤方

附子（二枚，破八片，去皮。辛热）　茯苓（三两。甘平）　人参（二两。甘温）　白术（四两。甘温）　芍药（三两。酸平）

辛以散之，附子之辛以散寒；甘以缓之，茯苓、人参、白术之甘以补阳；酸以收之，芍药之酸以扶阴。所以然者，偏阴偏阳则为病，火欲实，水当平之，不欲偏胜也。

上五味，以水八升，煮取三升，去滓，温服一升，日三服。

（305）少阴病，身体痛，手足寒，骨节痛，脉沉者，附子汤主之。

少阴肾水而主骨节，身体疼痛，肢冷，脉沉者，寒成于阴也。身疼骨痛，若脉浮，手足热，则可发汗；此手足寒，脉沉，故当与附子汤温经。

（306）少阴病，下利，便脓血者，桃花汤主之。

阳病下利，便脓血者，协热也；少阴病，下利，便脓血者，下焦不约，而里寒也。与桃花汤，固下散寒。

桃花汤方

赤石脂（一斤，一半全用，一半筛末。甘温）　干姜（一两。辛热）　粳米（一斤。甘平）

涩可去脱，赤石脂之涩，以固肠胃；辛以散之，干姜之辛，以散里寒；粳米之甘，以补正气。

上三味，以水七升，煮米令熟，去滓，温服七合，内赤石脂末方寸匕，日三服。若一服愈，余勿服。

（307）少阴病，二三日至四五日，腹痛，小便不利，下利不止，便脓血者，桃花汤主之。

二三日以至四五日，寒邪入里深也。腹痛者，里寒也；小便不利者，水谷不别也；下利不止，便脓血者，肠胃虚弱，下焦不固也。与桃花汤，固肠止利也。

（308）少阴病，下利，便脓血者，可刺。

下焦血气留聚，腐化则为脓血。刺之，以利下焦，宣通血气。

（309）少阴病，吐利，手足厥冷，烦躁欲死者，吴茱萸汤主之。

吐利，手足厥冷，则阴寒气甚；烦躁欲死者，阳气内争。与吴茱萸汤，助阳散寒。

（310）少阴病，下利，咽痛，胸满心烦者，猪肤汤主之。

少阴之脉，从肾上贯肝膈，入肺中，则循喉咙；其支别者，从肺出，络心，注胸中。邪自阳经传于少阴，阴虚客热，下利，咽痛，胸满，心烦也。与猪肤汤，调阴散热。

猪肤汤方

猪肤（一斤。味甘寒）

猪，水畜也，其气先入肾，少阴客热，是以猪肤解之，加白蜜以润躁除烦，白粉以益气断利。

上一味，以水一斗，煮取五升，去滓，加白蜜一升，白粉五合，熬香，和相得，温分六服。

（311）少阴病二三日，咽痛者，可与甘草汤；不差者，与桔梗汤。

阳邪传于少阴，邪热为咽痛，服甘草汤则差；若寒热相搏为咽痛者，服甘草汤若不差，与桔梗汤，以和少阴之气。

甘草汤方

甘草（二两）

上一味，以水三升，煮取一升半，去滓，温服七合，日二服。

桔梗汤方

桔梗（一两。辛甘，微温）　甘草（二两。甘平）

桔梗辛温以散寒，甘草味甘平以除热，甘、梗相合，以调寒热。

上二味，以水三升，煮取一升，去滓，分温再服。

（312）少阴病，咽中伤生疮，不能语言，声不出者，苦酒汤主之。

热伤于络，则经络干燥，使咽中伤，生疮，不能言语，声不出者，与苦酒汤，以解络热，愈咽疮。

苦酒汤方

半夏（洗，破，如枣核大，十四枚。辛温）　鸡子（一枚，去黄，内上苦酒，著鸡子壳中。甘微寒）

辛以散之，半夏之辛，以发声音；甘以缓之，鸡子之甘，以缓咽痛；酸以收之，苦酒之酸，以敛咽疮。

上二味，内半夏，著苦酒中，以鸡子壳，置刀中，安火上，令三沸，去滓，少少含咽之。不差，更作三剂。

（313）少阴病，咽中痛，半夏散及汤主之。

甘草汤，主少阴客热咽痛；桔梗汤，主少阴寒热相搏咽痛；半夏散及汤，主少阴客寒咽痛也。

半夏散及汤方

半夏（洗。辛温）　桂枝（去皮。辛热）　甘草（炙。甘平。以上各等分）

《内经》曰：寒淫所胜，平以辛热，佐以甘苦。半夏、桂枝之辛，以散经寒；甘草之甘，以缓正气。

以上三味，各别捣筛已，合治之，白饮和，服方寸匕，日三服。若不能散服者，以水一升，煎七沸，内散两方寸匕，更煎三沸，下火，令小冷，少少咽之。

（314）少阴病，下利，白通汤主之。

少阴主水，少阴客寒，不能制水，故自利也。白通汤，温里散寒。

白通汤方

葱白（四茎。辛温） 干姜（一两。辛热） 附子（一枚，生用，去皮，破八片。辛热）

《内经》曰：肾苦燥，急食辛以润之。葱白之辛，以通阳气；姜、附之辛，以散阴寒。

上三味，以水三升，煮取一升，去滓，分温再服。

（315）少阴病，下利，脉微者，与白通汤；利不止，厥逆无脉，干呕烦者，白通加猪胆汁汤主之。服汤，脉暴出者死，微续者生。

少阴病，下利，脉微，为寒极阴胜，与白通汤，复阳散寒。服汤，利不止，厥逆无脉，干呕烦者，寒气太甚，内为格拒，阳气逆乱也，与白通汤加猪胆汁汤以和之。《内经》曰"逆而从之，从而逆之"，又曰"逆者正治，从者反治"，此之谓也。服汤，脉暴出者，正气因发泄而脱也，故死；脉微续者，阳气渐复也，故生。

白通加猪胆汁方

葱白（四茎） 干姜（一两） 附子（一枚，生，去皮，破八片） 人尿（五合。咸寒） 猪胆汁（一合。苦寒）

《内经》曰：若调寒热之逆，冷热必行，则热物冷服，下嗌之后，冷体既消，热性便发，由是病气随愈，呕哕皆除，情且不违，而致大益。此和人尿、猪胆汁咸苦寒物于白通汤热剂中，要其气相从，则可以去格拒之寒也。

以上三味，以水三升，煮取一升，去滓，内胆汁、人尿，和令相得，分温再服。若无胆，亦可用。

（316）少阴病，二三日不已，至四五日，腹痛，小便不利，四肢沉重疼痛，自下利者，此为有水气，其人或咳，或小便利，或下利，或呕者，真武汤主之。

少阴病二三日，则邪气犹浅；至四五日，邪气已深。肾主水，肾病不能制水，水饮停，为水气。腹痛者，寒湿内甚也；四肢沉重疼痛，寒湿外甚也；小便不利，自下利者，湿胜而水谷不别也。《内经》曰：湿胜则濡泄。与真武汤，益阳气，散寒湿。

真武汤方

茯苓（三两。甘平）　芍药（三两。酸平）　生姜（三两，切。辛温）　白术（二两。甘温）　附子（一枚，炮，去皮，破八片。辛热）

脾恶湿，甘先入脾。茯苓、白术之甘，以益脾逐水。寒淫所胜，平以辛热；湿淫所胜，佐以酸平。附子、芍药、生姜之酸辛，以温经散湿。

上五味，以水八升，煮取三升，去滓，温服七合，日三服。

后加减法：

若咳者，加五味半升，细辛、干姜各一两。

气逆咳者，五味子之酸，以收逆气；水寒相搏则咳，细辛、干姜之辛，以散水寒。

若小便利者，去茯苓。

小便利，则无伏水，故去茯苓。

若下利者，去芍药，加干姜二两。

芍药之酸泄气，干姜之辛散寒。

若呕者，去附子，加生姜，足前成半斤。

气逆则呕，附子补气，生姜散气。《千金》曰：呕家多服生姜。此为呕家圣药。

（317）少阴病，下利清谷，里寒外热，手足厥逆，脉微欲绝，身反不恶寒，其人面赤色，或腹痛，或干呕，或咽痛，或利止，脉不出者，通脉四逆汤主之。

下利清谷，手足厥逆，脉微欲绝，为里寒；身热，不恶寒，面色赤，为外热。此阴甚于内，格阳于外，不相通也。与通脉四逆汤，散阴通阳。

通脉四逆汤方

甘草（二两，炙）　附子（大者一枚，生用，去皮，破八片）　干姜（三两，强人可四两）

上三味，以水三升，煮取一升二合，去滓，分温再服，其脉即出者愈。

面色赤者，加葱九茎。

葱味辛，以通阳气。

腹中痛者，去葱，加芍药二两。

芍药之酸，通寒利。腹中痛，为气不通也。

呕者，加生姜二两。

辛以散之，呕为气不散也。

咽痛者，去芍药，加桔梗一两。

咽中如结，加桔梗则能散之。

利止，脉不出者，去桔梗，加人参二两。病皆与方相应者，乃服之。

利止，脉不出者，亡血也，加人参以补之。《经》曰：脉微而利，亡血也，四逆加人参汤主之。

（318）少阴病，四逆，其人或咳，或悸，或小便不利，或腹中痛，或泄利下重者，四逆散主之。

四逆者，四肢不温也。伤寒邪在三阳，则手足必热；传到太阴，手足自温；至少阴，则邪热渐深，故四肢逆而不温也；及至厥阴，则手足厥冷，是又甚于逆。四逆散，以散传阴之热也。

四逆散方

甘草（炙。甘平）　枳实（破，水渍，炙干。苦寒）　柴胡（苦寒）　芍药（酸微寒）

《内经》曰：热淫于内，佐以甘苦，以酸收之，以苦发之。枳实、甘草之甘苦，以泄里热；芍药之酸，以收阴气；柴胡之苦，以发表热。

上四味，各十分，捣筛，白饮和，服方寸匕，日三服。

咳者，加五味子、干姜各五分。并主下利。

肺寒气逆则咳，五味子之酸，收逆气；干姜之辛，散肺寒。并主下利者，肺与大肠为表里，上咳下利，治则颇同。

悸者，加桂枝五分。

悸者，气虚而不能通行，心下筑筑然悸动也。桂，犹圭也，引导阳气，若执以使。

小便不利者，加茯苓五分。

茯苓味甘而淡，用以渗泄。

腹中痛者，加附子一枚，炮令坼。

里虚遇邪则痛，加附子以补虚。

泄利下重者，先以水五升，煮薤白三升，煮取三升，去滓，以散三方寸匕内汤中，煮取一升半，分温再服。

泄利下重者，下焦气滞也，加薤白以泄气滞。

（319）少阴病，下利六七日，咳而呕渴，心烦不得眠者，猪苓汤主之。

下利不渴者，里寒也。《经》曰：自利不渴者，属太阴，以其藏寒故也。此下利呕渴，知非里寒；心烦不得眠，知协热也。与猪苓汤，渗泄小便，分别水谷。《经》曰"复不止，当利其小便"，此之谓欤？

（320）少阴病，得之二三日，口燥咽干者，急下之，宜大承气汤。

伤寒传经五六日，邪传少阴，则口燥舌干而渴，为邪渐深也。今少阴病得之二三日，邪气未深入之时，便作口燥咽干者，是邪热已甚，肾水干也，急与大承气汤下之，以全肾也。

（321）少阴病，自利清水，色纯青，心下必痛，口干燥者，急下之，宜大承气汤。

少阴，肾水也；青，肝色也。自利色青，为肝邪乘肾。《难经》曰：从前来者为实邪。以肾蕴实邪，必心下痛，口干燥也。与大承气汤，以下实邪。

（322）少阴病六七日，腹胀不大便者，急下之，宜大承气汤。

此少阴入府也，六七日，少阴之邪入府之时。阳明内热壅甚，腹满，不大便也。阳明病，土胜肾水则干，急与大承气汤下之，以救肾水。

（323）少阴病，脉沉者，急温之，宜四逆汤。

既吐且利，小便复利，而大汗出，下利清谷，内寒外热，脉微欲绝者，不云"急温"，此少阴病脉沉而云"急温"者，彼虽寒甚，然而证已形见于外，治之则有成法；此初头脉沉，未有形证，不知邪气所之，将发何病，是急与四逆汤温之。

（324）少阴病，饮食入口则吐，心中温温欲吐，复不能吐，始得之，手足寒，脉弦迟者，此胸中实，不可下也，当吐之；若膈上有寒饮，干呕者，不可吐也，急温之，宜四逆汤。

伤寒表邪传里，至于少阴。少阴之脉，从肺出，络心，注胸中。邪既留于胸中而不散者，饮食入口则吐，心中温温欲吐。阳气受于胸中，邪既留于胸中，则阳气不得宣发于外，是以始得之，手足寒，脉弦迟，此是胸中实，不可下，而当吐。其膈上有寒饮，亦使人心中温温而手足寒，吐则物出，呕则物不出，吐与呕别焉。胸中实，则吐而物出；若膈上有寒饮，则但干呕，而不吐也，此不可吐，可与四逆汤，以温其膈。

（325）少阴病，下利，脉微涩，呕而汗出，必数更衣，反少者，当温其上，灸之。

脉微为亡阳，涩为亡血。下利，呕而汗出，亡阳亡血也。津液不足，里有虚寒，必数更衣，反少者，温其上，以助其阳也，灸之以消其阴。

辨厥阴病脉证并治法第十二

（326）厥阴之为病，消渴，气上撞心，心中疼热，饥而不欲食，食则吐蛔。下之，利不止。

邪传厥阴，则热已深也。邪自太阳传至太阴，则腹满而嗌干，未成渴也；邪至少阴者，口燥舌干而渴，未成消也；至厥阴成消渴者，热甚能消水故也。饮水多而小便少者，谓之消渴。木生于火，肝气通心，厥阴客热，气上撞心，心中疼热。伤寒六七日，厥阴受病之时，为传经尽，则当入府。胃虚客热，饥不欲食，蛔在胃中，无食则动，闻食臭而出，得食吐蛔，此热在厥阴经也。若便下之，虚其胃气，厥阴木邪相乘，必吐下不止。

（327）厥阴中风，脉微浮，为欲愈；不浮，为未愈。

《经》曰：阴病见阳脉而生。浮者，阳也。厥阴中风，脉微浮，为邪气还表，向汗之时，故云欲愈。

（328）厥阴病，欲解时，从寅至卯上。

厥阴，木也，王于卯、丑、寅。向王，故为解时。

（329）厥阴病，渴欲饮水者，少少与之，愈。

邪至厥阴，为传经尽，欲汗之时，渴欲得水者，少少与之，胃气得润则愈。

（330）诸四逆厥者，不可下之，虚家亦然。

四逆者，四肢不温也；厥者，手足冷也，皆阳气少而阴气多，故不可下。虚家亦然。下之是为重虚。《金匮玉函》曰：虚者十补，勿一泻之。

（331）伤寒先厥，后发热而利者，必自止，见厥复利。

阴气胜，则厥逆而利；阳气复，则发热，利必自止。见厥，则阴气还胜，而复利也。

（332）伤寒始发热六日，厥反九日而利。凡厥利者，当不能食，今反能食者，恐为除中。食以索饼，不发热者，知胃气尚在，必愈。恐暴热来出而复去也。后三日脉之，其热续在者，期之旦日夜半愈。所以然者，本发热六日，厥反九日，复发热三日，并前六日，亦为九日，与厥相应，故期之旦日夜半愈。后三日脉之而脉数，其热不罢者，此为热气有余，必发痈脓也。

始发热，邪在表也。至六日，邪传厥阴，阴气胜者，作厥而利。厥反九日，阴寒气多，当不能食，而反能食者，恐为除中。除，去也；中，胃气也。言邪气太甚，除去胃气，胃欲引食自救，故暴能食，此欲胜也。食以索饼试之，若胃气绝，得面则必发热；若不发热者，胃气尚在也。恐是寒极变热，因暴热来而复去，使之能食，非除中也。《金匮要略》曰：病人素不能食，而反暴思之，必发热。后三日脉之，其热续在者，阳气胜也，期之旦日夜半愈；若旦日不愈，后三日脉数，而热不罢者，为热气有余，必发痈脓。《经》曰：数脉不时，则生恶疮。

（333）伤寒脉迟六七日，而反与黄芩汤彻其热。脉迟为寒，今与黄芩汤，复除其热，腹中应冷，当不能食；今反能食，此名除中，必死。

伤寒脉迟六七日，为寒气已深，反与黄芩汤寒药，两寒相搏，腹中当冷，冷不消谷，则不能食；反能食者，除中也。四时皆以胃气为本，胃气已绝，故云必死。

（334）伤寒先厥后发热，下利必自止，而反汗出，咽中痛者，其喉为痹。发热无汗，而利必自止；若不止，必便脓血；便脓血者，其喉不痹。

伤寒先厥而利，阴寒气胜也，寒极变热，后发热，下利必自止。而反汗出，咽中痛，其喉为痹者，热气上行也。发热无汗，而利必自止；利不止，必便脓血者，热气下行也。热气下而不上，其喉亦不痹也。

（335）伤寒一二日，至四五日而厥者，必发热，前热者后必厥，厥深者热亦深，厥微者热亦微，厥应下之，而反发汗者，必口伤烂赤。

前厥后发热者，寒极生热也；前热后厥者，阳气内陷也；厥深热深，厥微热微，随阳气陷之深浅也。热之伏深，必须下去之，反发汗者，引热上行，必口伤烂赤。《内经》曰：火气内发，上为口糜。

（336）伤寒病，厥五日，热亦五日，设六日当复厥，不厥者自愈。厥终不过五日，以热五日，故知自愈。

阴胜则厥，阳胜则热。先厥五日为阴胜，至六日阳复胜，热亦五日，后复厥者，阴复胜；若不厥，为阳全胜，故自愈。《经》曰：发热四日，厥反三日，复热四日，厥少热多，其病为愈。

（337）凡厥者，阴阳气不相顺接，便为厥。厥者，手足逆冷是也。

手之三阴三阳，相接于手十指；足之三阴三阳，相接于足十趾。阳气内陷，阳不与阴相顺接，故手足为之厥冷也。

（338）伤寒脉微而厥，至七八日肤冷，其人躁无暂安时者，此为藏厥，非为蛔厥也。蛔厥者，其人当吐蛔。令病者静，而复时烦，此为藏寒，蛔上入膈，故烦，须臾复止；得食而呕，又烦者，蛔闻食臭出，其人当自吐蛔。蛔厥者，乌梅丸主之。又主久利方。

藏厥者死，阳气绝也。蛔厥，虽厥而烦，吐蛔已则静，不若藏厥而躁无暂安时也。病人藏寒胃虚，蛔动上膈，闻食臭出，因而吐蛔。与乌梅丸，温藏安虫。

乌梅丸方

乌梅（三百个。味酸温）　细辛（六两。辛热）　干姜（十两。辛热）　黄连（一斤。苦寒）　当归（四两。辛温）　附子（六两，炮。辛热）　蜀椒（四两，去子。辛热）　桂枝（六两。辛热）　人参（六两。甘温）　黄柏（六两。苦寒）

肺主气，肺欲收，急食酸以收之，乌梅之酸，以收肺气；脾欲缓，急食甘以缓之，人参之甘，以缓脾气；寒淫于内，以辛润之，以苦坚之，当归、桂、椒、细辛之辛，以润内寒；寒淫所胜，平以辛热，姜、附之辛热，以胜寒；蛔得甘则动，得苦则安，黄连、黄柏之苦，以安蛔。

上十味，异捣筛，合治之，以苦酒渍乌梅一宿，去核，蒸之五升米下，饭熟，捣成泥，和药，令相得，内白中，与蜜杵二千下，丸如梧桐子大。先食饮服十丸，日三服，稍加至二十丸。禁生冷、滑物、臭食等。

（339）伤寒热少厥微，指头寒，默默不欲食，烦躁数日，小便利，色白者，此热除也，欲得食，其病为愈；若厥而呕，胸胁烦满者，其后必便血。

指头寒者，是厥微热少也；默默不欲食，烦躁者，邪热初传里也；数日之后，小便色白，里热去，欲得食，为胃气已和，其病为愈。厥阴之脉，挟胃，贯膈，布胁肋。厥而呕，胸胁烦满者，传邪之热甚于里也。厥阴肝主血，后数日热不去，又不得外泄，迫血下行，必致便血。

（340）病者手足厥冷，言"我不结胸"，小腹满，按之痛者，此冷结在膀胱关元也。

手足厥，不结胸者，无热也；小腹满，按之痛，下焦冷结也。

（341）伤寒发热四日，厥反三日，复热四日，厥少热多，其病当愈。四日至七日，热不除者，其后必便脓血。

先热后厥者，阳气邪传里也。发热为邪气在表，至四日后厥者，传之阴也；后三日复传阳经，则复热。厥少则邪微，热多为阳胜，其病为愈。至七日传经尽，热除则愈；热不除者，为热气有余，内搏厥阴之血，其后必大便脓血。

（342）伤寒厥四日，热反三日，复厥五日，其病为进，寒多热少，阳气退，故为进也。

伤寒阴胜者先厥，至四日邪传里，重阴必阳却，热三日，七日传经尽，当愈。若不愈而复厥者，传作再经，至四日则当复热；若不复热，至五日厥不除者，阴胜于阳，其病进也。

（343）伤寒六七日，脉微，手足厥冷，烦躁，灸厥阴，厥不还者，死。

伤寒六七日，则正气当复，邪气当罢，脉浮身热，为欲解；若反脉微而厥，则阴胜阳也；烦躁者，阳虚而争也。灸厥阴，以复其阳；厥不还，则阳气已绝，不能复正而死。

（344）伤寒发热，下利，厥逆，躁不得卧者，死。

伤寒发热，邪在表也；下利，厥逆，阳气虚也；躁不得卧者，病胜藏也，故死。

（345）伤寒发热，下利至甚，厥不止者，死。

《金匮要略》曰：六府，气绝于外者，手足寒；五藏，气绝于内者，利下不禁。伤寒发热，为邪气独甚，下利至甚，厥不止，为府藏气绝，故死。

（346）伤寒六七日不利，便发热而利，其人汗出不止者，死，有阴无阳故也。

伤寒至七日，为邪正争之时，正胜则生，邪胜则死。始不下利，而暴忽发热，下利，汗出不止者，邪气胜正，阳气脱也，故死。

（347）伤寒五六日，不结胸，腹濡，脉虚，复厥者，不可下，此为亡血，下之死。

伤寒五六日，邪气当作里实之时，若不结胸，而腹濡者，里无热也；脉虚者，亡血也；复厥者，阳气少也。不可下，下之为重虚，故死。《金匮玉函》曰：虚者重泻，真气乃绝。

（348）发热而厥，七日，下利者，为难治。

发热而厥，邪传里也。至七日传经尽，则正气胜邪，当汗出而解；反下利，则邪气胜，里气虚，则为难治。

（349）伤寒脉促，手足厥逆者，可灸之。

脉促则为阳虚不相续，厥逆则为阳虚不相接，灸之以助阳气。

（350）伤寒脉滑而厥者，里有热也，白虎汤主之。

滑为阳厥，气内陷，是里热也。与白虎汤，以散里热也。

（351）手足厥寒，脉细欲绝者，当归四逆汤主之。

手足厥寒者，阳气外虚，不温四末；脉细欲绝者，阴血内弱，脉行不利。与当归四逆汤，助阳生阴也。

当归四逆汤方

当归（三两。辛温）　桂枝（三两。辛热）　芍药（三两。酸寒）　细辛（三两。辛热）　大枣（二十五个。甘温）　甘草（二两，炙。甘平）　通草（二两。甘平）

《内经》曰：脉者，血之府也。诸血者皆属心，通脉者，必先补心益血。苦先入心，当归之苦，以助心血；心苦缓，急食酸以收之，芍药之酸，以收心气；肝苦急，急食甘以缓之，大枣、甘草、通草之甘，以缓阴血。

上七味，以水八升，煮取三升，去滓，温服一升，日三服。

（352）若其人内有久寒者，宜当归四逆加吴茱萸生姜汤主之。

茱萸辛温，以散久寒；生姜辛温，以行阳气。

（353）大汗出，热不去，内拘急，四肢疼，又下利，厥逆而恶寒者，四逆汤主之。

大汗出，则热当去；热反不去者，亡阳也。内拘急，下利者，寒甚于里；四肢疼，厥逆而恶寒者，寒甚于表。与四逆汤，复阳散寒。

（354）大汗，若大下利，而厥冷者，四逆汤主之。

大汗，若大下利，内外虽殊，其亡津液、损阳气则一也，阳虚阴胜，故生厥逆。与四逆汤，固阳退阴。

（355）病人手足厥冷，脉乍紧者，邪结在胸中。心中满而烦，饥不能食者，病在胸中，当须吐之，宜瓜蒂散。

手足厥冷者，邪气内陷也。脉紧牢者，为实；邪气入府，则脉沉。今脉乍紧，知邪结在胸中为实，故心下满而烦。胃中无邪则喜饥，以病在胸中，虽饥而不能食。与瓜蒂散，以吐胸中之邪。

（356）伤寒厥而心下悸者，宜先治水，当服茯苓甘草汤，却治其厥，不尔，水渍入胃，必作利也。

《金匮要略》曰：水停心下，甚者则悸。厥虽寒胜，然以心下悸，为水饮内甚，先与茯苓甘草汤治其水，而后治其厥；若先治厥，则水饮浸流入胃，必作下利。

（357）伤寒六七日，大下后，寸脉沉而迟，手足厥逆，下部脉不至，咽喉不利，唾脓血，泄利不止者，为难治，麻黄升麻汤主之。

伤寒六七日，邪传厥阴之时。大下之后，下焦气虚，阳气内陷，寸脉迟而手足厥逆，下部脉不至。厥阴之脉，贯膈，上注肺，循喉咙。在厥阴，随经射肺，因亡津液，遂成肺痿，咽喉不利，而唾脓血也。《金匮要略》曰：肺痿之病，从何得之？被快药下利，重亡津液，故得之。若泄利不止者，为里气大虚，故云难治。与麻黄升麻汤，以调肝肺之气。

麻黄升麻汤方

麻黄（二两半，去节。甘温）　升麻（一两一分。甘平）　当归（一两一分。辛温）　知母（苦寒）　黄芩（苦寒）　葳蕤（各十八铢。甘平）　石膏（碎，绵裹。甘寒）　白术（甘温）　干姜（辛热）　芍药（酸平）　天门冬（去心。甘平）　桂枝（辛热）　茯苓（甘平）　甘草（炙，各六铢。甘平）

《玉函》曰：大热之气，寒以取之；甚热之气，以汗发之。麻黄、升麻之甘，以发浮热；正气虚者，以辛润之，当归、桂、姜之辛以散寒；上热者，以苦泄之，知母、黄芩之苦，凉心去热；津液少者，以甘润之，茯苓、白术之甘，缓脾生津；肺燥气热，以酸收之，以甘缓之，芍药之酸，以敛逆气；葳蕤、门冬、石膏、甘草之甘，润肺除热。

上十四味，以水一斗，先煮麻黄一两沸，去上沫，内诸药，煮取三升，去滓，分温三服，相去如炊三斗米顷，令尽，汗出愈。

（358）伤寒四五日，腹中痛，若转气下趣少腹者，此欲自利也。

伤寒四五日，邪气传里之时。腹中痛，转气下趣少腹者，里虚遇寒，寒气下行，欲作自利也。

（359）伤寒本自寒下，医复吐下之，寒格，更逆吐下，若食入口即吐，干姜黄连黄芩人参汤主之。

伤寒邪自传表，为本自寒下，医反吐下，损伤正气，寒气内为格拒。《经》曰：格则吐逆。食入口即吐，谓之寒格，更复吐下，则重虚而死，是更逆吐下。与干姜黄连黄芩人参汤，以通寒格。

干姜黄连黄芩人参汤方

干姜（辛热）　黄连（苦寒）　黄芩（苦寒）　人参（各三两。甘温）

辛以散之，甘以缓之，干姜、人参之甘辛，以补正气；苦以泄之，黄连、黄芩之苦，以通寒格。

上四味，以水六升，煮取二升，去滓，分温再服。

（360）下利，有微热而渴，脉弱者，今自愈。

下利，阴寒之疾，反大热者，逆。有微热而渴，里气方温也。《经》曰：诸弱发热。脉弱者，阳气得复也，今必自愈。

（361）下利，脉数，有微热汗出，今自愈。设复紧，为未解。

下利，阴病也；脉数，阳脉也。阴病见阳脉者生，微热汗出，阳气得通也，利必自愈。诸紧为寒，设复脉紧，阴气犹胜，故云未解。

（362）下利，手足厥冷，无脉者，灸之不温，若脉不还，反微喘者，死。

下利，手足厥逆，无脉者，阴气独胜，阳气大虚也。灸之，阳气复，手足温而脉还，为欲愈；若手足不温，脉不还者，阳已绝也。反微喘者，阳气脱也。

少阴负趺阳者，为顺也。

少阴肾水，趺阳脾土，下利为肾邪干脾，水不胜土则为微邪，故为顺也。

（363）下利，寸脉反浮数，尺中自涩者，必清脓血。

下利者，脉当沉而迟，反浮数者，里有热也。涩为无血，尺中自涩者，肠胃血散也，随利下，必便脓血。"清"与"圊"通。《脉经》曰：清者，厕也。

（364）下利清谷，不可攻表，汗出必胀满。

下利者，脾胃虚也。胃为津液之主，发汗亡津液，则胃气愈虚，必胀满。

（365）下利，脉沉弦者，下重也；脉大者，为未止；脉微弱数者，为欲自止，虽发热，不死。

沉为在里，弦为拘急，里气不足，是主下重。大则病进，此利未止。脉微弱数者，邪气微而阳气复，为欲自止。虽发热，止由阳胜，非大逆也。

（366）下利，脉沉而迟，其人面少赤，身有微热，下利清谷者，必郁冒，汗出而解，病人必微厥。所以然者，其面戴阳，下虚故也。

下利清谷，脉沉而迟，里有寒也。面少赤，身有微热，表未解也。病人微厥，《针经》曰：下虚则厥。表邪欲解，临汗之时，以里先虚，必郁冒，然后汗出而解也。

（367）下利，脉数而渴者，今自愈。设不差，必清脓血，以有热故也。

《经》曰：脉数不解，而下不止，必协热便脓血也。

（368）下利后脉绝，手足厥冷，晬时脉还，手足温者，生；脉不还者，死。

下利后脉绝，手足厥冷者，无阳也。晬时，周时也。周时厥愈脉出，为阳气复则生；若手足不温，脉不还者，为阳气绝则死。

（369）伤寒下利，日十余行，脉反实者，死。

下利者，里虚也。脉当微弱，反实者，病胜藏也，故死。《难经》曰：脉不应病，病不应脉，是为死病。

（370）下利清谷，里寒外热，汗出而厥者，通脉四逆汤主之。

下利清谷，为里寒；身热不解，为外热。汗出，阳气通行于外，则未当厥；其汗出而厥者，阳气大虚也。与通脉四逆汤，以固阳气。

（371）热利下重者，白头翁汤主之。

利则津液少，热则伤气，气虚下利，致后重也。与白头翁汤，散热厚肠。

白头翁汤方

白头翁（二两。苦寒）　　黄柏（苦寒）　　黄连（苦寒）　　秦皮（各三两。苦寒）

《内经》曰：肾欲坚，急食苦以坚之。利则下焦虚，是以纯苦之剂坚之。

上四味，以水七升，煮取二升，去滓，温服一升。不愈，更服一升。

（372）下利，腹胀满，身体疼痛者，先温其里，乃攻其表。温里，四逆汤；攻表，桂枝汤。

下利，腹满者，里有虚寒，先与四逆汤，温里；身疼痛，为表未解，利止，里和，与桂枝汤攻表。

（373）下利，欲饮水者，以有热故也，白头翁汤主之。

自利不渴，为藏寒，与四逆汤，以温藏；下利，饮水，为有热，与白头翁汤，以凉中。

（374）下利，谵语者，有燥屎也，宜小承气汤。

《经》曰：实则谵语。有燥屎为胃实，下利为肠虚，与小承气汤，以下燥屎。

（375）下利后更烦，按之心下濡者，为虚烦也，宜栀子豉汤。

下利后不烦，为欲解；若更烦而心下坚者，恐为谷烦。此烦而心下濡者，是邪热乘虚，客于胸中，为虚烦也，与栀子豉汤，吐之则愈。

（376）呕家有痈脓者，不可治呕，脓尽自愈。

胃脘有痈，则呕而吐脓，不可治呕，得脓尽，呕亦自愈。

（377）呕而脉弱，小便复利，身有微热，见厥者难治，四逆汤主之。

呕而脉弱，为邪气传里。呕则气上逆，而小便当不利；小便复利者，里虚也。身有微热，见厥者，阴胜阳也，为难治。与四逆汤，温里助阳。

（378）干呕，吐涎沫，头痛者，吴茱萸汤主之。

干呕，吐涎沫者，里寒也；头痛者，寒气上攻也。与吴茱萸汤，温里散寒。

（379）呕而发热者，小柴胡汤主之。

《经》曰：呕而发热者，柴胡证具。

（380）伤寒大吐大下之，极虚，复极汗出者，以其人外气怫郁，复与之水，以发其汗，因得哕。所以然者，胃中寒冷故也。

大吐大下，胃气极虚，复极发汗，又亡阳气。外邪怫郁于表则身热，医与之水，以发其汗，胃虚得水，虚寒相搏成哕也。

（381）伤寒哕而腹满，视其前后，知何部不利，利之则愈。

哕而腹满，气上而不下也。视其前后部有不利者，即利之，以降其气。前部，小便也；后部，大便也。

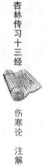

卷 七

辨霍乱病脉证并治法第十三

（382）问曰：病有霍乱者何？

答曰：呕吐而利，名曰霍乱。

三焦者，水谷之道路。邪在上焦，则吐而不利；邪在下焦，则利而不吐；邪在中焦，则既吐且利。以饮食不节，寒热不调，清浊相干，阴阳乖隔，遂成霍乱。轻者止曰吐利，重者挥霍扰乱，名曰霍乱。

（383）问曰：病发热头痛，身疼恶寒，吐利者，此属何病？

答曰：此名霍乱。自吐下，又利止，复更发热也。

发热头痛，身疼恶寒者，本是伤寒，因邪入里，伤于脾胃，上吐下利，令为霍乱。利止，里和，复更发热者，还是伤寒，必汗出而解。

（384）伤寒，其脉微涩者，本是霍乱，今是伤寒，却四五日，至阴经上，转入阴必利。本呕，下利者，不可治也。欲似大便，而反矢气，仍不利者，属阳明也，便必硬，十三日愈。所以然者，经尽故也。

微为亡阳，涩为亡血，伤寒脉微涩，则本是霍乱吐利，亡阳亡血；吐利止，伤寒之邪未已，还是伤寒，却四五日邪传阴经之时，里虚遇邪，必作自利；本呕者邪甚于上，又利者邪甚于下，先霍乱，里气大虚，又伤寒之邪再传为吐利，是重虚也，故为不治。若欲似大便，而反矢气，仍不利者，利为虚，不利为实，欲大便而反失气，里气热也，此属阳明，便必硬也。十三日愈者，伤寒六日，传遍三阴三阳，后六日再传经尽，则阴阳之气和，大邪之气去而愈也。

下利后，当便硬，硬则能食者愈，今反不能食，到后经中，颇能食，复过一经能食，过之一日当愈。不愈者，不属阳明也。

下利后，亡津液，当便硬，能食为胃和，必自愈；不能食者，为未

194

和，到后经中，为复过一经，言七日后再经也。颇能食者，胃气方和，过一日当愈。不愈者，暴热使之能食，非阳明气和也。

（385）恶寒脉微而复利，利止，亡血也，四逆加人参汤主之。

恶寒脉微而利者，阳虚阴胜也。利止则津液内竭，故云亡血。《金匮玉函》曰：水竭则无血。与四逆汤，温经助阳；加人参，生津液，益血。

（386）霍乱，头痛发热，身疼痛，热多欲饮水者，五苓散主之；寒多不用水者，理中丸主之。

头痛发热，则邪自风寒而来。中焦为寒热相半之分，邪稍高者，居阳分则为热，热多欲饮水者，与五苓散以散之；邪稍下者，居阴分则为寒，寒多不用水者，与理中丸温之。

理中丸方

人参（甘温）　甘草（炙。甘平）　白术（甘温）　干姜（以上各三两。辛热）

《内经》曰：脾欲缓，急食甘以缓之。用甘补之，人参、白术、甘草之甘，以缓脾气调中。寒淫所胜，平以辛热，干姜之辛，以温胃散寒。

上四味，捣筛为末，蜜和丸，如鸡子黄大，以沸汤数合，和一丸，研碎，温服之。日三四夜二服，腹中未热，益至三四丸，然不及汤。

汤法：以四物，依两数切，用水八升，煮取三升，去滓，温服一升，日三服。

加减法：若脐上筑者，肾气动也，去术，加桂四两。

脾虚肾气动者，脐上筑动。《内经》曰：甘者令人中满。术甘壅补，桂泄奔豚，是相易也。

吐多者，去术，加生姜三两。

呕家不喜甘，故去术；呕家多服生姜，以辛散之。

下多者，还用术。悸者，加茯苓二两。

下多者，用术以去湿。悸，加茯苓以导气。

渴欲得水者，加术，足前成四两半。

津液不足则渴，术甘以缓之。

腹中痛者，加人参，足前成四两半。

里虚则痛，加人参以补之。

寒者，加干姜，足前成四两半。

寒淫所胜，平以辛热。

腹满者，去术，加附子一枚。服汤后，如食顷，饮热粥一升许，微自温，勿发揭衣被。

胃虚则气壅腹满，甘令人中满，是去术也；附子之辛，以补阳散壅。

（387）吐利止，而身痛不休者，当消息和解其外，宜桂枝汤小和之。

吐利止，里和也；身痛不休，表未解也。与桂枝汤小和之。《外台》云：里和表病，汗之则愈。

（388）吐利汗出，发热恶寒，四肢拘急，手足厥冷者，四逆汤主之。

上吐下利，里虚汗出，发热恶寒，表未解也。四肢拘急，手足厥冷，阳虚阴胜也。与四逆汤，助阳退阴。

（389）既吐且利，小便复利，而大汗出，下利清谷，内寒外热，脉微欲绝者，四逆汤主之。

吐利亡津液，则小便当少；小便复利，而大汗出，津液不禁，阳气大虚也。脉微为亡阳，若无外热，但内寒，下利清谷，为纯阴；此以外热，为阳未绝，犹可与四逆汤救之。

（390）吐已下断，汗出而厥，四肢拘急不解，脉微欲绝者，通脉四逆加猪胆汁汤主之。

吐已下断，津液内竭，则不当汗出，汗出者不当厥；今汗出而厥，四肢拘急不解，脉微欲绝者，阳气大虚，阴气独胜也。若纯与阳药，恐阴为格拒，或呕或躁，不得复入也。与通脉四逆汤，加猪胆汁，胆苦入心而通脉，胆寒补肝而和阴，引置阳药不被格拒。《内经》曰"微者逆之，甚者从之"，此之谓也。

（391）吐利，发汗，脉平，小烦者，以新虚不胜谷气故也。

《内经》曰：食入于阴，长气于阳。新虚不胜谷气，是生小烦。

辨阴阳易差后劳复病脉证并治法第十四

（392）伤寒阴阳易之为病，其人身体重，少气，少腹里急，或引阴中拘挛，热上冲胸，头重不欲举，眼中生花，膝胫拘急者，烧裈散主之。

大病新差，血气未复，余热未尽，强合阴阳，得病者，名曰易。男子病新差未平复，而妇人与之交，得病，名曰阳易；妇人病新差未平腹，男子与之交，得病，名曰阴易。以阴阳相感动，其余毒相染著，如换易也。其人病身体重，少气者，损动真气也；少腹里急，引阴中拘挛，膝胫拘急，阴气极也；热上冲胸，头重不欲举，眼中生花者，感动之毒，所易之气，熏蒸于上也。与烧裈散，以导阴气。

烧裈散方

上取妇人中裈近隐处，剪烧灰，以水和，服方寸匕，日三服，小便即利，阴头微肿，则愈。妇人病，取男子裈裆，烧灰。

（393）大病差后，劳复者，枳实栀子汤主之。若有宿食者，加大黄如博棋子大五六枚。

病有劳复，有食复。伤寒新差，血气未平，余热未尽，早作劳动病者，名曰劳复。病热少愈而强食之，热有所藏，因其谷气留搏，两阳相合而病者，名曰食复。劳复则热气浮越，与枳实栀子豉汤以解之；食复则胃有宿积，加大黄以下之。

枳实栀子豉汤方

枳实（三枚，炙。苦寒）　　栀子（十四枚，擘。苦寒）　　豉（一升，绵裹。苦寒）

枳实栀子豉汤，则应吐剂，此云"覆令微似汗出"者，以其热聚于上，苦则吐之；热散于表者，苦则发之。《内经》曰"火淫所胜，以苦发之"，此之谓也。

上三味，以清浆水七升，空煮，取四升，内枳实、栀子，煮取二升，下豉，更煮五六沸，去滓，温分再服，覆令微似汗。

（394）伤寒差已后，更发热者，小柴胡汤主之；脉浮者，以汗解之；脉沉实者，以下解之。

差后余热未尽，更发热者，与小柴胡汤以和解之。脉浮者，热在表也，故以汗解。脉沉者，热在里也，故以下解之。

（395）大病差后，从腰已下有水气者，牡蛎泽泻散主之。

大病差后，脾胃气虚，不能制约肾水，水溢下焦，腰以下为肿也。《金匮要略》曰：腰以下肿，当利小便。与牡蛎泽泻散，利小便而散水也。

牡蛎泽泻散方

牡蛎（熬。咸平）　泽泻（咸寒）　栝蒌根（苦寒）　蜀漆（洗，去腥。辛平）　葶苈（熬。苦寒）　商陆根（熬。辛酸，咸平）　海藻（洗去咸。以上各等分。咸寒）

咸味涌泄，牡蛎、泽泻、海藻之咸，以泄水气。《内经》曰：湿淫于内，平以苦，佐以酸辛，以苦泄之。蜀漆、葶苈、栝蒌、商陆之酸辛与苦，以导肿湿。

上七味，异捣下筛为散，更入臼中治之，白饮和，服方寸匕，小便利，止后服，日三服。

（396）大病差后，喜唾，久不了了者，胃上有寒，当以丸药温之，宜理中丸。

汗后，阳气不足，胃中虚寒，不内津液，故喜唾不了了。与理中丸，以温其胃。

（397）伤寒解后，虚羸少气，气逆欲吐者，竹叶石膏汤主之。

伤寒解后，津液不足而虚羸，余热未尽，热则伤气，故少气，气逆欲吐。与竹叶石膏汤，调胃散热。

竹叶石膏汤方

竹叶（二把。辛平）　石膏（一斤。甘寒）　半夏（半升，洗。辛温）　人参（三两。甘温）　甘草（二两，炙。甘平）　粳米（半升。甘微寒）　麦门冬（一升，去心。甘平）

辛甘发散而除热，竹叶、石膏、甘草之甘辛，以发散余热。甘缓脾而益气，麦门冬、人参、粳米之甘，以补不足。辛者，散也。气逆者，欲其散。半夏之辛，以散逆气。

上七味，以水一斗，煮取六升，去滓，内粳米，煮米熟汤成，去米，温服一升，日三服。

（398）病人脉已解，而日暮微烦，以病新差，人强与谷，脾胃气尚弱，不能消谷，故令微烦，损谷则愈。

阳明王于申、酉、戌，宿食在胃，故日暮微烦，当小下之，以损宿谷。

辨不可发汗病脉证并治法第十五

夫以为疾病至急，仓卒寻按，要者难得，故重集诸可与不可方治，比之三阴三阳篇中，此易见也。又时有不止是三阴三阳，出在诸可与不可中也。

诸不可汗、不可下病证药方，前三阴三阳篇中经注已具者，更不复出；其余无者，于此以后经注备见。

脉濡而弱，弱反在关，濡反在巅，微反在上，涩反在下。微则阳气不足，涩则无血。阳气反微，中风汗出，而反躁烦。涩则无血，厥而且寒。阳微发汗，躁不得眠。

寸关为阳，脉当浮盛，弱反在关，则里气不及；濡反在巅，则表气不逮。卫行脉外，浮为在上，以候卫；微反在上，是阳气不足。荣行脉中，沉为在下，以候荣；涩反在下，是无血也。阳微不能固外，腠理开疏，风因客之，故令汗出而躁烦。无血则阴虚，不与阳相顺接，故厥而且寒。阳微无津液，则不能作汗，若发汗，则必亡阳而躁。《经》曰：汗多亡阳，遂虚，恶风烦躁，不得眠也。

动气在右，不可发汗。发汗则衄而渴，心苦烦，饮即吐水。

动气者，筑筑然气动也。在右者，在脐之右也。《难经》曰：肺内证，脐右有动气，按之牢若痛。肺气不治，正气内虚，气动于脐之右也。发汗则动肺气，肺主气，开窍于鼻，气虚则不能卫血，血溢妄行，随气出于鼻，为衄。亡津液，胃燥，则烦渴而心苦烦。肺恶寒，饮冷则伤肺，故饮即吐水。

动气在左，不可发汗。发汗则头眩，汗不止，筋惕肉瞤。

《难经》曰：肝内证，脐左有动气，按之牢若痛。肝气不治，正气内虚，气动于脐之左也。肝为阴之主，发汗，汗不止，则亡阳外虚，故头眩，筋惕肉瞤。《针经》曰：上虚则眩。

动气在上，不可发汗。发汗则气上冲，正在心端。

《难经》曰：心内证，脐上有动气，按之牢若痛。心气不治，正气内虚，气动于脐之上也。心为阳，发汗亡阳，则愈损心气；肾乘心虚，欲上凌心，故气上冲，正在心端。

动气在下，不可发汗。发汗则无汗，心中大烦，骨节苦疼，目晕，恶寒，食则反吐，谷不得前。

《难经》曰：肾内证，脐下有动气，按之牢若痛。肾气不治，正气内虚，动气发于脐之下也。肾者主水，发汗则无汗者，水不足也；心中大烦者，肾虚不能制心火也；骨节苦疼者，肾主骨也；目晕者，肾病则目䀮䀮如无所见；恶寒者，肾主寒也；食则反吐，谷不得前者，肾水干也。王冰曰：病呕而吐，食久反出，是无水也。

咽中闭塞，不可发汗。发汗则吐血，气欲绝，手足厥冷，欲得蜷卧，不能自温。

咽门者，胃之系。胃经不和，则咽内不利。发汗攻阳，血随发散而上，必吐血也。胃经不和，而反攻表，则阳虚于外，故气欲绝，手足冷，欲蜷而不能自温。

诸脉得数动微弱者，不可发汗。发汗则大便难，腹中干，胃燥而烦。其形相象，根本异源。

动数之脉，为热在表；微弱之脉，为热在里。发汗亡津液，则热气愈甚，胃中干燥，故大便难，腹中干，胃燥而烦。根本虽有表里之异，逆治之后，热传之则一，是以病形相象也。

脉微而弱，弱反在关，濡反在巅；弦反在上，微反在下。弦为阳运，微为阴寒，上实下虚，意欲得温。微弦为虚，不可发汗。发汗则寒栗，不能自还。

弦在上，则风伤气，风胜者，阳为之运动；微在下，则寒伤血，血伤者，里为之阴寒。外气怫郁为上实，里有阴寒为下虚。表热里寒，意欲得温，若反发汗，亡阳阴独，故寒栗，不能自还。

咳者则剧，数吐涎沫，咽中必干，小便不利，心中饥烦，晬时而发，其形似疟，有寒无热，虚而寒栗，咳而发汗，蜷而苦满，腹中复坚。

肺寒气逆，咳者则剧；吐涎沫，亡津液，咽中必干，小便不利；膈中阳气虚，心中饥而烦。一日一夜，气大会于肺，邪正相击，晬时而发，形如寒疟，但寒无热，虚而寒栗。发汗攻阳，则阳气愈虚，阴寒愈甚，故蜷而苦满，腹中复坚。

厥，脉紧，不可发汗。发汗则声乱咽嘶，舌萎，声不得前。

厥而脉紧，则少阴伤寒也，法当温里；而反发汗，则损少阴之气。少阴之脉，入肺中，循喉咙，挟舌本。肾为之本，肺为之标，本虚则标弱，故声乱咽嘶，舌萎，声不得前。

诸逆发汗，病微者难差，剧者言乱目眩者死，命将难全。

不可发汗而强发之，轻者因发汗重而难差，重者脱其阴阳之气，言乱目眩而死。《难经》曰"脱阳者，见鬼"，是此言乱也；"脱阴者，目盲"，是此目眩也。眩，非玄而见玄，是近于盲也。

咳而小便利，若失小便者，不可发汗，汗出则四肢厥逆冷。

肺经虚冷，上虚不能治下者，咳而小便利，或失小便。上虚发汗，则阳气外亡。四肢者，诸阳之本，阳虚则不与阴相接，故四肢厥逆冷。

伤寒头痛，翕翕发热，形象中风，常微汗出，自呕者，下之益烦，心中懊㤂如饥；发汗则致痉，身强难以屈伸；熏之则发黄，不得小便；灸则发咳唾。

伤寒当无汗恶寒，今头痛发热，微汗出，自呕，则伤寒之邪传而为热，欲行于里。若反下之，邪热乘虚，流于胸中，为虚烦，心懊㤂如饥。若发汗则虚表，热归经络，热甚生风，故身强直而成痉；若熏之，则火热相合，消烁津液，故小便不利而发黄；肺恶火，灸则火热伤肺，必发咳嗽而唾脓。

辨可发汗病脉证并治法第十六

大法，春夏宜发汗。

春夏，阳气在外，邪气亦在外，故可发汗。

凡发汗，欲令手足俱周，时出以漐漐然，一时间许亦佳，不可令如水流漓。若病不解，当重发汗。汗多必亡阳，阳虚不得重发汗也。

汗缓缓出，则表里之邪悉去；汗大出，则邪气不除，但亡阳也。阳虚为无津液，故不可重发汗。

凡服汤发汗，中病便止，不必尽剂。

汗多则亡阳。

凡云可发汗，无汤者，丸散亦可用，要以汗出为解，然不如汤，随证良验。

《圣济经》曰：汤液主治，本乎腠理壅郁。除邪气者，于汤为宜。《金匮玉函》曰：水能净万物，故用汤也。

夫病脉浮大，问病者言"但便硬尔"，设利者，为大逆。硬为实，汗出而解，何以故？脉浮，当以汗解。

《经》曰：脉浮大，应发汗，医反下之，为大逆。便硬难，虽为里实，亦当先解其外；若行利药，是为大逆。结胸虽急，脉浮大，犹不可下，下之即死，况此便难乎？《经》曰：本发汗而复下之，此为逆；若先发汗，治不为逆。

下利后，身疼痛，清便自调者，急当救表，宜桂枝汤发汗。

《外台》云：里和表病，汗之则愈。

卷　八

辨发汗后病脉证并治法第十七

发汗多，亡阳谵语者，不可下。与柴胡桂枝汤，和其荣卫，以通津液，后自愈。

胃为水谷之海，津液之主。发汗多，亡津液，胃中燥，必发谵语。此非实热，则不可下。与柴胡桂枝汤，和其荣卫，通行津液。津液生，则胃润，谵语自止。

此一卷第十七篇，凡三十一证，前有详说。

辨不可吐第十八

合四证，已具"太阳篇"中。

辨可吐第十九

大法，春宜吐。

春时阳气在上，邪气亦在上，故宜吐。

凡用吐汤，中病即止，不必尽剂也。

要在适当，不欲过也。

病胸上诸实，胸中郁郁而痛，不能食，欲使人按之，而反有涎唾，下利日十余行，其脉反迟，寸口脉微滑，此可吐之。吐之，利则止。

　　胸上诸实，或痰实，或热郁，或寒结胸中，郁而痛，不能食，欲使人按之，反有涎唾者，邪在下，按之气下，而无涎唾；此按之反有涎唾者，知邪在胸中。《经》曰：下利，脉迟而滑者，内实也。今下利日十余行，其脉反迟，寸口脉微滑，是上实也，故可吐之。《玉函》曰：上盛不已，吐而夺之。

　　宿食在上脘者，当吐之。

　　宿食在中下脘者，则宜下；宿食在上脘，则当吐。《内经》曰：其高者因而越之，其下者引而竭之。

　　病人手足厥冷，脉乍结，以客气在胸中，心下满而烦，欲食不能食者，病在胸中，当吐之。

　　此与第六卷"厥阴门"瓜蒂散证同，彼云"脉乍紧"，此云"脉乍结"，惟此有异。紧为内实，乍紧则实未深，是邪在胸中；结为结实，乍结则结未深，是邪在胸中，所以证治俱同也。

卷　九

辨不可下病脉证并治法第二十

脉濡而弱，弱反在关，濡反在巅；微反在上，涩反在下。微则阳气不足，涩则无血。阳气反微，中风汗出而反躁烦；涩则无血，厥而且寒。阳微不可下，下之则心下痞硬。

阳微下之，阳气已虚，阴气内甚，故心下痞硬。

动气在右，不可下。下之则津液内竭，咽燥鼻干，头眩心悸也。

动气在右，肺之动也。下之，伤胃动肺，津液内竭，咽燥鼻干者，肺属金，主燥也；头眩心悸者，肺主气而虚也。

动气在左，不可下。下之则腹内拘急，食不下，动气更剧，虽有身热，卧则欲蜷。

动气在左，肝之动也。下之损脾，而肝气益胜，复行于脾，故腹内拘急，食不下，动气更剧也。虽有身热，以里气不足，故卧则欲蜷。

动气在上，不可下。下之则掌握热烦，身上浮冷，热汗自泄，欲得水自灌。

动气在上，心之动也。下之则伤胃，内动心气。心为火，主热。《针经》曰：心所生病者，掌中热。肝为藏中之阴，病则虽有身热，卧则欲蜷，作表热里寒也；心为藏中之阳，病则身上浮冷，热汗自泄，欲得水自灌，作表寒里热也。二藏阴阳寒热，明可见焉。

动气在下，不可下。下之则腹胀满，卒起头眩，食则下清谷，心下痞也。

动气在下，肾之动也。下之则伤脾，肾气则动，肾寒乘脾，故有腹满，头眩，下清谷，心下痞之证也。

咽中闭塞，不可下。下之则上轻下重，水浆不下，卧则欲蜷，身急痛，下利日数十行。

咽中闭塞，胃已不和也。下之，则闭塞之邪为上轻，复伤胃气为下重，至水浆不下，卧则欲蜷，身急痛，下利日数十行，知虚寒也。

诸外实者，不可下。下之则发微热，亡脉厥者，当脐握热。

外实者，表热也，汗之则愈，下之为逆。下后里虚，表热内陷，故发微热。厥深者热亦深，亡脉厥者，则阳气深陷，客于下焦，故当脐握热。

诸虚者，不可下。下之则大渴，求水者易愈，恶水者剧。

《金匮玉函》曰：虚者十补，勿一泻之。虚家下之为重虚，内竭津液，故令大渴。求水者，阳气未竭，而犹可愈；恶水者，阳气已竭，则难可制。

脉濡而弱，弱反在关，濡反在巅；弦反在上，微反在下。弦为阳运，微为阴寒，上实下虚，意欲得温。

微弦为虚，虚者不可下也。虚家下之，是为重虚。《难经》曰：实实虚虚，损不足，益有余。此者是中工所害也。

微则为咳，咳则吐涎，下之则咳止，而利因不休；利不休，则胸中如虫啮，粥入则出，小便不利，两胁拘急，喘息为难，颈背相引，臂则不仁，极寒，反汗出，身冷若冰，眼睛不慧，语言不休，而谷气多入，此为除中，口虽欲言，舌不得前。

《内经》曰：感于寒则受病，微则为咳，甚则为泄为痛。肺感微寒为咳，则脉亦微也。下之，气下，咳虽止，而因利不休；利不休则夺正气，而成危恶。胸中如虫啮，粥入则出，小便不利，两胁拘急，喘息为难者，里气损也。颈背相引，臂为不仁，极寒，反汗出，身冷如冰者，表气损也。表里损极，至阴阳俱脱，眼睛不慧，语言不休。《难经》曰：脱阳者见鬼，脱阴者目盲。阴阳脱者，应不能食，而谷多入者，此为除中，是胃气除去也。口虽欲言，舌不得前，气已衰脱，不能运也。

脉濡而弱，弱反在关，濡反在巅；浮反在上，数反在下。浮为阳虚，数为亡血，浮为虚，数为热。浮为虚，自汗出而恶寒；数为痛，振寒而栗。微弱在关，胸下为急，喘汗而不得呼吸。呼吸之中，痛在于胁，振寒相搏，形如疟状，医反下之，故令脉数，发热，狂走见鬼，心下为痞，小便淋沥，小腹甚硬，小便则尿血也。

弱在关，则阴气内弱；濡在巅，则阳气外弱。浮为虚，浮在上则卫不足也，故云阳虚。阳虚不固，故腠理汗出恶寒；数亦为虚，数在下则荣不及，故云亡血。亡血则不能温润府藏，脉数而痛，振而寒栗。微弱在关，邪气传里也，里虚遇邪，胸下为急，喘而汗出，胁下引痛，振寒如疟。此里邪未实，表邪未解，医反下之，里气益虚，邪热内陷，故脉数，发热，狂走见鬼，心下为痞，此热陷于中焦者也。若热气深陷，则客于下焦，使小便淋沥，小腹甚硬，小便尿血也。

脉濡而紧，濡则胃气微，紧则荣中寒。阳微卫中风，发热而恶寒；荣紧胃气冷，微呕心内烦。医为有大热，解肌而发汗。亡阳虚烦躁，心下苦痞坚。表里俱虚竭，卒起而头眩。客热在皮肤，怅怏不得眠。不知胃气冷，紧寒在关元。技巧无所施，汲水灌其身。客热应时罢，栗栗而振寒。重被而覆之，汗出而冒巅。体惕而又振，小便为微难。寒气因水发，清谷不容间。呕变反肠出，颠倒不得安。手足为微逆，身冷而内烦。迟欲从后救，安可复追还。

胃冷荣寒，阳微中风，发热恶寒，微呕心烦。医不温胃，反为有热，解肌发汗，则表虚亡阳，烦躁，心下痞坚。先里不足，发汗又虚其表，表里俱虚竭，卒起头眩。客热在表，怅怏不得眠。医不救里，但责表热，汲水灌洗以却热，客热易罢，里寒益增，栗而振寒；复以重被覆之，表虚遂汗出，愈使阳气虚也。巅，顶也。巅冒而体振寒，小便难者，亡阳也。寒因水发，下为清谷，上为呕吐，外有厥逆，内为躁烦，颠倒不安，虽欲拯救，不可得也。《本草》曰：病势已过，命将难全。

脉浮而大，浮为气实，大为血虚。血虚为无阴，孤阳独下阴部者，小便当赤而难，胞中当虚；今反小便利，而大汗出，法应卫家当微，今反更实，津液四射，荣竭血尽，干烦而不得眠，血薄肉消，而成暴液。医复以毒药攻其胃，此为重虚，客阳去有期，必下如污泥而死。

卫为阳，荣为阴。卫气强实，阴血虚弱，阳乘阴虚，下至阴部。阴部，下焦也。阳为热则消津液，当小便赤而难；今反小便利，而大汗出者，阴气内弱也。《经》曰：阴弱者，汗自出。是以卫家不微，而反更实，荣竭血尽，干烦而不眠，血薄则肉消，而成暴液者，津液四射也。医反下之，又虚其里，是为重虚，孤阳因下而又脱去，气血皆竭，胃气内尽，必下如污泥而死也。

脉数者，久数不止，止则邪结，正气不能复，正气却结于藏，故邪气浮之，与皮毛相得。脉数者不可下，下之则必烦，利不止。

数为热，止则邪气结于经络之间，正气不能复行于表，则却结于藏，邪气独浮于皮毛。下之，虚其里，邪热乘虚而入，里虚协热，必烦，利不止。

脉浮大，应发汗，医反下之，此为大逆。

浮大属表，故不可下。病欲吐者，不可下。

呕多，虽有阳明证，不可攻之。

为邪犹在胸中也。

太阳病，外证未解，不可下，下之为逆。

表未解者，虽有里证，亦不可下，当先解外，为顺；若反下之，则为逆也。《经》曰：本发汗而复下之，此为逆也；若先发汗，治不为逆。

夫病阳多者热，下之则硬。

阳热证多，则津液少，下之虽除热，复损津液，必便难也。或谓阳多者，表热也，下之则心下硬。

无阳阴强，大便硬者，下之则必清谷腹满。

无阳者，亡津液也；阴强者，寒多也。大便硬，则为阴结，下之虚胃，阴寒内甚，必清谷腹满。

伤寒，发热头痛，微汗出。发汗，则不识人；熏之则喘，不得小便，心腹满；下之则短气，小便难，头痛背强；加温针，则衄。

伤寒则无汗，发热头痛，微汗出者，寒邪变热，欲传于里也。发汗则亡阳，憎热，故不识人；若以火熏之，则火热伤气，内消津液，结为里实，故喘，不得小便，心腹满；若反下之，则内虚津液，邪欲入里，外动经络，故短气，小便难，头痛背强；若加温针，益阳增热，必动其血而为衄也。

伤寒脉阴阳俱紧，恶寒发热，则脉欲厥。厥者，脉初来大，渐渐小，更来渐渐大，是其候也。如此者恶寒，甚者翕翕汗出，喉中痛；热多者，目赤脉多，睛不慧。医复发之，咽中则伤；若复下之，则两目闭，寒多者便清谷，热多者便脓血；若熏之，则身发黄；若熨之，则咽燥。若小便利者，可救之；小便难者，为危殆。

脉阴阳俱紧，则清邪中上，浊邪中下，太阳、少阴俱感邪也。恶寒者少阴，发热者太阳，脉欲厥者，表邪欲传里也。恶寒甚者，则变热，翕翕汗出，喉中痛，以少阴之脉循喉咙故也。热多者，太阳多也；目赤脉多者，睛不慧，以太阳之脉起于目故也。发汗攻阳，则少阴之热因发而上行，故咽中伤。若复下之，则太阳之邪因虚而内陷，故两目闭。阴邪下行为寒多，必便清谷；阳邪下行为热多，必便脓血。熏之，则火热甚，身必发黄。熨之，则火热轻，必为咽燥。小便利者，为津液未竭，犹可救之；小便难者，津液已绝，则难可制，而危殆矣。

伤寒发热，口中勃勃气出，头痛目黄，衄不可制，贪水者必呕，恶水者厥。若下之，咽中生疮，假令手足温者，必下重便脓血；头痛目黄者，若下之，则两目闭；贪水者，脉必厥，其声嘤，咽喉塞。若发汗，则战栗，阴阳俱虚。恶水者，若下之，则里冷不嗜食，大便完谷出；若发汗，则口中伤，舌上白苔，烦躁，脉数实，不大便六七日后，必便血；若发汗，则小便自利也。

伤寒发热，寒变热也。口中勃勃气出，热客上膈也。头痛目黄，血不可制者，热蒸于上也。《千金》曰：无阳即厥，无阴即呕。贪水者必呕，则阴虚也；恶水者厥，则阳虚也。发热，口中勃勃气出者，咽中已热也，若下之，亡津液，则咽中生疮，热因里虚而下；若热气内结，则手足必厥。设手足温者，热气不结而下行，作协热利，下重便脓血也。头痛目黄者，下之，热气内伏，则目闭也。贪水为阴虚，下之又虚其里，阳气内陷，故脉厥，声嘤，咽喉闭塞。阴虚发汗，又虚其阳，使阴阳俱虚而战栗也。恶水为阳虚，下之又虚胃气，虚寒内甚，故里冷不嗜食。阳虚发汗，则上焦虚燥，故口中伤烂，舌上白苔而烦燥也。《经》曰：脉数不解，合热则消谷喜饥。至六七日不大便者，此有瘀血，此脉数实，不大便六七日，热蓄血于内也；七日之后，邪热渐解，迫血下行，必便血也。便血发汗，阴阳俱虚，故小便利。

下利，脉大者，虚也，以其强下之故也。设脉浮革，固而肠鸣者，属当归四逆汤主之。

脉大为虚，以未应下而下之，利因不休也。浮者，按之不足也；革者，实大而长微弦也。浮为虚，革为寒，寒虚相搏，则肠鸣。与当归四逆汤，补虚散寒。

辨可下病脉证并治法第二十一

大法，秋宜下。

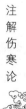

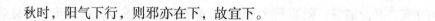
秋时，阳气下行，则邪亦在下，故宜下。

凡服下药，用汤胜丸，中病即止，不必尽剂也。

汤之为言荡也，涤荡肠胃，溉灌藏府，推陈燥结，却热下寒，破散邪疫，理导润泽枯槁，悦人皮肤，益人血气。水能净万物，故胜丸散。中病即止者，如承气汤证云"若一服，利而止后服"，又曰"若一服，谵语止，更莫复服"，是不尽剂也。

下利，三部脉皆平，按之心下硬者，急下之，宜大承气汤。

下利者，脉当微厥，今反和者，此为内实也。下利，三部脉平者，已为实，而又按之心下硬者，则知邪甚也，故宜大承气汤下之。

下利，脉迟而滑者，内实也。利未欲止，当下之，宜大承气汤。

《经》曰：脉迟者，食干物得之。《金匮要略》曰：滑则谷气实。下利，脉迟而滑者，胃有宿食也。脾胃伤食，不消水谷，是致下利者，为内实。若但以温中厚肠之药，利必不止，可与大承气汤，下去宿食，利自止矣。

问曰：人病有宿食，何以别之？

师曰：寸口脉浮而大，按之反涩，尺中亦微而涩，故知有宿食，当下之，宜大承气汤。

寸以候外，尺以候内；浮以候表，沉以候里。寸口脉浮大者，气实血虚也；按之反涩，尺中亦微而涩者，胃有宿食，里气不和也。与大承气汤，以下宿食。

下利，不欲食者，以有宿食故也，当宜下之，与大承气汤。

伤食则恶食，故不欲食，如伤风恶风、伤寒恶寒之类也。

下利差后，至其年月日复发者，以病不尽故也，当下之，宜大承气汤。

乘春，则肝先受之；乘夏，则心先受之；乘至阴，则脾先受之；乘秋，则肺先受之。假令春时受病，气必伤肝，治之虽愈，邪有不尽者，至春时原受月日，内外相感，邪必复动而痛也。下利为肠胃疾，宿积不尽，故当下去之。

下利，脉反滑，当有所去，下之乃愈，宜大承气汤。

《脉经》曰：滑脉者，为宿食也。下利，脉滑，则内有宿食，故云"当有所去"。与大承气汤，以下宿食。

病腹中满痛者，此为实也，当下之，宜大承气汤。

《金匮要略》曰：病者腹满，按之不痛为虚，痛为实，可下之。腹中满痛者，里气壅实也，故可下之。

伤寒后，脉沉者，内实也，下解之，宜大柴胡汤。

伤寒后，为表已解，脉沉为里未和，与大柴胡汤，以下内实。《经》曰：伤寒差已后，更发热，脉沉实者，以下解之。

脉双弦而迟者，必心下硬；脉大而紧者，阳中有阴也，可以下之，宜大承气汤。

《金匮要略》曰：脉双弦者，寒也。《经》曰：迟为在藏。脉双弦而迟者，阴中伏阳也，必心下硬。大则为阳，紧则为寒，脉大而紧者，阳中伏阴也。与大承气汤，以分阴阳。

卷　十

辨发汗吐下后病脉证并治法第二十二

此第十卷第二十二篇，凡四十八证，前三阴三阳篇中悉具载之。

方

此以下诸方，于随卷本证下虽已有，缘止以加减言之，未甚明白，似于览者检阅未便，今复校勘，备列于后。

桂枝加葛根汤方

葛根（四两）　芍药（二两）　甘草（二两）　生姜（三两，切）　大枣（十二枚，擘）　桂枝（二两，去皮）　麻黄（三两，去节）

上七味，以水一斗，先煮麻黄、葛根，减二升，去上沫，内诸药，煮取三升，去滓，温服一升，覆取微似汗，不须啜粥，余如桂枝法。

桂枝加厚朴杏子汤方

于桂枝汤方内，加厚朴二两、杏仁五十个（去皮、尖），余依前法。

桂枝加附子汤方

于桂枝汤方内，加附子一枚（炮，去皮，破八片），余依前法。

术附汤方

于上方内，去桂枝，加白术四两，依前法。

桂枝去芍药汤方

于桂枝汤方内，去芍药，余依前法。

桂枝去芍药加附子汤方

于桂枝汤方内，去芍药，加附子一枚（炮，去皮，破八片），余依前法。

桂枝麻黄各半汤方

桂枝（一两，十六铢，去皮）　芍药　生姜（切）　甘草（炙）　麻黄（各一两，去节）　大枣（四枚，擘）　杏仁（二十四个，汤浸，去皮、尖及两仁者）

上七味，以水五升，先煮麻黄一二沸，去上沫，内诸药，煮取一升八合，去滓，温服六合。

桂枝二麻黄一汤方

桂枝（一两十七铢，去皮）　芍药（一两六铢）　麻黄（十六铢，去节）生姜（一两六铢，切）　杏仁（十六个，去皮、尖）　甘草（一两二铢，炙）大枣（五枚，擘）

上七味，以水五升，先煮麻黄一二沸，去上沫，内诸药，煮取二升，去滓，温服一升，日再。

白虎加人参汤方

于白虎汤方内，加人参三两，余依白虎汤法。

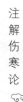

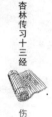

桂枝去桂加茯苓白术汤方

于桂枝汤方内，去桂枝，加茯苓、白术各三两，余依前法，煎服，小便利则愈。

以上九方，病证并在第二卷内。

葛根加半夏汤方

于葛根汤方内，加入半夏半升，余依葛根汤法。

桂枝加芍药生姜人参新加汤方

于第二卷桂枝汤方内，更加芍药、生姜各一两，人参三两，余依桂枝汤法服。

栀子甘草豉汤方

于栀子豉汤方内，加入甘草二两，余依前法。得吐，止后服。

栀子生姜豉汤方

于栀子豉汤方内，加生姜五两，余依前法。得吐，止后服。

柴胡加芒硝汤方

于小柴胡汤方内，加芒硝六两，余依前法。服不解，更服。

桂枝加桂汤方

于第二卷桂枝汤方内，更加桂二两，共五两，余依前法。

以上六方，病证并在第三卷内。

柴胡桂枝汤方

桂枝（去皮）　黄芩　人参（各一两半）　甘草（一两，炙）　半夏（二合半）　芍药（一两半）　大枣（六枚，擘）　生姜（一两半，切）　柴胡（四两）

上九味，以水七升，煮取三升，去滓，温服。

附子泻心汤方

大黄（二两）　黄连　黄芩（各一两）　附子（一枚，炮，去皮，破，别煮取汁）

上四味，切三味，以麻沸汤二升渍之，须臾，绞去滓，内附子汁，分温再服。

生姜泻心汤方

生姜（四两，切）　甘草（三两，炙）　人参（三两）　干姜（一两）黄芩（三两）　半夏（半升，洗）　黄连（一两）　大枣（十二枚）

上八味，以水一斗，煮取六升，去滓，再煎，取三升，温服一升，日三服。

甘草泻心汤方

甘草（四两）　黄芩（三两）　干姜（三两）　半夏（半升，洗）　黄连（一两）　大枣（十二枚，擘）

上六味，以水一斗，煮取六升，去滓，再煎，取三升，温服一升，日三服。

注
解
伤
寒
论

215

黄芩加半夏生姜汤方

于黄芩汤方内，加半夏半升，生姜一两半，余依黄芩汤法服。

以上五方，病证并在第四卷内。

桂枝加大黄汤方

桂枝（三两，去皮）　大黄（一两）　芍药（六两）　生姜（三两，切）
甘草（二两，炙）　大枣（十二枚，擘）

上六味，以水七升，煮取三升，去滓，温服一升，日三服。

桂枝加芍药汤方

于第二卷桂枝汤方内，更加芍药三两，随前共六两，余依桂枝汤法。

四逆加吴茱萸生姜汤方

当归（二两）　芍药（三两）　甘草（二两，炙）　通草（二两）　桂枝
（三两，去皮）　细辛（三两）　生姜（半斤，切）　大枣（二十五枚，擘）
吴茱萸（二升）

上九味，以水六升、清酒六升和煮，取五升，去滓，温分五服。一
方，水、酒各四升。

以上三方，病证并在第六卷内。

四逆加人参汤方

于四逆汤方内，加人参一两，余依四逆汤法服。

四逆加猪胆汁汤方

于四逆汤方内，加入猪胆汁半合，余依前法服。如无猪胆，以羊胆代之。

以上二方，病证并在第七卷内。